Hacer Güler

Akute Phase Proteinen(SAA und CRP) beim Pferden mit Gelenkerkrankungen

Hacer Güler

Akute Phase Proteinen(SAA und CRP) beim Pferden mit Gelenkerkrankungen

Serum Amyloid A und C-reaktives Protein bei Pferden mit Gelenkerkrankungen

Südwestdeutscher Verlag für Hochschulschriften

Impressum / Imprint
Bibliografische Information der Deutschen Nationalbibliothek: Die Deutsche Nationalbibliothek verzeichnet diese Publikation in der Deutschen Nationalbibliografie; detaillierte bibliografische Daten sind im Internet über http://dnb.d-nb.de abrufbar.
Alle in diesem Buch genannten Marken und Produktnamen unterliegen warenzeichen-, marken- oder patentrechtlichem Schutz bzw. sind Warenzeichen oder eingetragene Warenzeichen der jeweiligen Inhaber. Die Wiedergabe von Marken, Produktnamen, Gebrauchsnamen, Handelsnamen, Warenbezeichnungen u.s.w. in diesem Werk berechtigt auch ohne besondere Kennzeichnung nicht zu der Annahme, dass solche Namen im Sinne der Warenzeichen- und Markenschutzgesetzgebung als frei zu betrachten wären und daher von jedermann benutzt werden dürften.

Bibliographic information published by the Deutsche Nationalbibliothek: The Deutsche Nationalbibliothek lists this publication in the Deutsche Nationalbibliografie; detailed bibliographic data are available in the Internet at http://dnb.d-nb.de.
Any brand names and product names mentioned in this book are subject to trademark, brand or patent protection and are trademarks or registered trademarks of their respective holders. The use of brand names, product names, common names, trade names, product descriptions etc. even without a particular marking in this works is in no way to be construed to mean that such names may be regarded as unrestricted in respect of trademark and brand protection legislation and could thus be used by anyone.

Coverbild / Cover image: www.ingimage.com

Verlag / Publisher:
Südwestdeutscher Verlag für Hochschulschriften
ist ein Imprint der / is a trademark of
AV Akademikerverlag GmbH & Co. KG
Heinrich-Böcking-Str. 6-8, 66121 Saarbrücken, Deutschland / Germany
Email: info@svh-verlag.de

Herstellung: siehe letzte Seite /
Printed at: see last page
ISBN: 978-3-8381-3067-5

Zugl. / Approved by: Veterinaermedizinische Universitaet Wien/Österreich, Diss 2012

Copyright © 2012 AV Akademikerverlag GmbH & Co. KG
Alle Rechte vorbehalten. / All rights reserved. Saarbrücken 2012

Aus dem Department für Kleintiere und Pferde der
Veterinärmedizinischen Universität Wien
Klinik für Pferde
Abteilung für Großtierchirurgie und Orthopädie
(Leitung: A. Univ. Prof. Dr. H. H. F. Buchner)
Fach: Orthopädie

UNTERSUCHUNG VON
AKUTE-PHASE-PROTEINEN
BEIM PFERD MIT GELENKERKRANKUNGEN

INAUGURAL-DISSERTATION

Zur Erlangung der Würde einer

DOCTORA MEDICINAE VETERINARIAE

Der Veterinärmedizinischen Universität Wien
vorgelegt von

Tierärztin Hacer Güler

Wien, im Mai 2012

INHALTSVERZEICHNIS

ABKÜRZUNG VERZEICHNIS...

1. EINLEITUNG 1

2. LITERATUR ÜBERSICHT 7

2.1. GELENKERKRANKUNGEN... 7

2.1.A. SEPTISCHE ARTHRITIS (INFEKTIÖSE ARTHRITIDEN) 8

2.1.B. NICHT-SEPTISCHE ARTHRITIS.. 10

2.1.B.1. TRAUMATISCHE ARTHRITIS 11

2.1.B.2. OSTEOARTHRITIS... 11

2.1.B.3. OSTEOCHONDROSE und OSTEOCHONDROSIS DISSECANS 14

2.1.C. DIAGNOSE DER ARTHRITIDEN 17

2.2. C-REAKTIVES PROTEIN.. 23

2.3. SERUM AMYLOID A BEIM PFERD 32

3. MATERIAL UND METHODEN 55

3.1. PATIENTEN MATERIAL 55

3.3. LABORDIAGNOSTISCHE UNTERSUCHUNGEN 57

3.5. STATISTISCHE AUSWERTUNG 61

4. ERGEBNISSE 63

4.1. ALLGEMEINER DATEN DER UNTERSUCHTE PFERDEN 63

4.3. SAA und CRP KONZENTRATIONEN 72

4.4. ZYTOLOGIE DER SYNOVIA BEI SEPTISCHEN PATIENTEN...... 88

4.5. ZYTOLOGISCHE BEFUNDE der SYNOVIA bei ASEPTISCHEN
PATIENTEN 91

4.6. HÄMATOLOGIE UND LEUKOZYTENDIFFERENZIERUNG BEI
SEPTISCHER und ASEPTISCHER ARTHRITIS 93

5. DISKUSSION 105

6. ZUSAMMENFASSUNG 118

7. SUMMARY 121

8. LITERATURVERZEICHNIS 126

9. ANHANG 151

ABKÜRZUNG VERZEICHNIS

µg/ml:	Mikrogramm/ pro Milliliter
A. Arthritis:	Aseptische Arthritis
AA:	Aseptische Arthritis
Abb.	Abbildung
ACTH:	Adrenocorticotropes Hormon
ADP:	Adenosindiphosphat
AK:	Antikörper
Apo:	Apoprotein
APP:	Akute Phase Protein
APR:	Akute-Phase-Reaktion
AS:	Aminosäuren
A-SAA:	Akute Phase Serum Amyloid A
BP:	Bauch Punktat
BSA:	Bovines Serum Albumin
BSG:	Blutsenkungsgeschwindigkeit
C1q,C5,C5a,C6,C7,C9:	Proteine des Komplementsystems
COPD:	Chronic obstructive pulmonary disease
CPS:	Kapselpolysaccharid
CRP:	C-reaktives Protein
C-SAA:	Konstitutiven SAA
dh:	das heißt
DNA:	Desoxyribonukleinsäure
E.coli:	Escherichia Coli
ECM:	Extrazelluläre Matrix
EDTA:	Ethylendiamin Tetra-Essigsäure(EDTA)
EHV-1:	Equine Herpes Virus-1
ELISA:	Enzyme linked immunoabsorbent assay

ESR:	Erythrocyte Sedimentation Rate
Etc:	et cetera
Fc:	Fc-Fragment
FcγR:	Fcγ Rezeptor
FH:	das Female Protein des Hamsters
FLS:	Fibroblast-like Synoviocytes
FPRL1:	Formyl peptide receptor-like 1
g/dl :	gram/deziliter
Gr:	Granulozyten
HA:	Hyaluronsäure
HDL:	High Density Lipoprotein
HGF:	Hepatocyte growth factor
Hp:	Haptoglobuline
HP:	Hypophyse
HT:	Hypothalamus
HWZ:	Halbwertzeit
Ig:	Immunglobuline
IGF:	Insulin Growth Faktor
IgG:	Immunglobulin G
IL:	Interleukine
IL-1RI:	Interleukin-1 Rezeptor I
IL-6R:	Interleukin-6 Rezeptor
kDa:	Kilodalton
K-S Test:	Kolmogrov-Simirnov Test
L:	Liter
LPS:	Lipopolysaccharide
LSD-Test:	Least significance difference Test
Max:	Maximum
Med:	Median

mg/dl:	Milligramm/Deziliter
mg/L:	Milligram/Liter
mg:	Milligramm
Min:	Minimum
Mio.:	Millionen
ml:	Mililiter
MMPs:	Matrix Metalloproteinasen
mRNA:	Messenger-Ribonukleinsäure
MRT:	Magnetresonanz Tomographie
MW±SD:	Mittelwert ± Standardabweichung
MZ:	Mononukleäre Zellen
n:	Anzahl der Proben
N:	Anzahl
nCRP:	natives C-reaktives Protein
Neutr. Gr:	Neutrophile Granulozyten
NG:	Neutrophile Granulozyten
nm:	Nanometer
NNR:	Nebennierenrinde
NO:	Nitric Oxide
OA:	Osteoarthritis
OC:	Osteochondrosis
OCD:	Osteochondrosis Dissecans
OSM:	Oncostatin M
PAF:	Platelet activating factor (Thrombozyten-aktivierender Faktor)
PBMCs:	Mononukleären Peripheren Blutzellen
PBS:	Bovine buffered saline
PBST:	Phosphate Buffered Saline Tween
PC:	Phosphorylcholin

PCh:	Phosphocholin
PCR:	Polymerase Chain Reaction
PGE2:	Prostaglandin E2
PGF2:	Prostaglandin F2
pI:	Isoelektrischer Punkt
PMN:	Polymorphkernige Neutrophilen Granulozyten
PnC:	Pneumococcal C-polysaccharide
PSGAGs:	Polysulfatierten Glykoseaminoglykanen (PSGAGs)
PTX3:	Pentraxin 3
RA:	Rheumatoide Arthritis
RhA-SAA:	Recombinant human SAA
RNP:	Ribonuklein Protein
Rpm:	Revolutions per minute(Umdrehungen pro Minute)
S.Arthritis:	Septische Arthritis
SA:	Septische Arthritis
SAA:	Serum Amyloid A
SAP:	Serum Amyloid P
scRNP:	Small cytoplasmic ribonucleoprotein
SD:	Standardabweichung
Segmentkern.Leuk:	Segmentkernige Leukozyten
SF:	Synovial Flüssigkeit
sIL-1RII:	Soluble Interleukine-1 Rezeptor II
Sog.:	Sogenannte
SRID:	Single Radial Immunodiffusion
Stabkern. Lek:	Stabkernige Leukozyten
sTNF-R55:	Soluble Tumornekrosefaktor -Rezeptor 55
sTNF-R75 :	Soluble Tumornekrosefaktor -Rezeptor 75
Syn:	Synovia
TGF:	Transforming growth factor

TIMP:	Tissue Inhibitor Factor of Matrix Metalloproteinase
TMB:	Tetramethylbenzidine
TNCC:	Total nucleated cell count
TNF-55:	Tumor Nekrose Faktor-Rezeptor 55
TNF-75:	Tumor Nekrose Faktor –Rezeptor 75
TNF-alpha:	Tumor Nekrose Faktor-alpha
TNF-R55:	Tumornekrosefaktor –Rezeptor 55
TNF-α:	Tumornekrosefaktor-alpha
TP:	Total Protein
TXA2:	Thromboxan-A2
u.a:	Unter anderem
v.a:	vor allem
VLDL:	Very Low Density Lipoproteinen
WBZ:	Weiße Blut Zellen
WBC:	White blood count
zB:	zum Beispiel
Zell.:	Zellen
Zell/μl:	Zell/mikroliter
ZNS:	Zentral Nerven System

1. EINLEITUNG

Lahmheit ist eine der wichtigsten Ursache für Verluste bei Rennpferden und übrige Sportpferde und damit für die Pferdewirtschaft insgesamt. Gelenkerkrankungen spielen dabei eine große Rolle und vermindern oder behindern die Leistung Sport-Pferde (ROSSDALE et al., 1985; TODHUNTER et al., 1990).

Die Diagnose der Gelenkerkrankungen (Arthritiden) basiert sich auf klinischer Untersuchung inklusive diagnostische Anästhesien und wird weiter unterstützt von Laboruntersuchungen (Analyse der Synovia, Analyse des Blutes), Bildgebende Verfahren wie Röntgenologie, Ultraschall und weitere diagnostische Methoden wie Thermographie, Computer Tomographie, Nuklear Szintigraphie, Magnetresonanztomographie und Arthroskopie (BERTONE, 1999; TEREMENIA, 2000; MORTON, 2005).

Bei der klinischen Untersuchung und mit Hilfe der diagnostischen Anästhesien wird die Lokalisation der Lahmheit bestimmt. Falls es im Gelenk lokalisiert ist, können lokalen klinischen Zeichen wie Hitze, Schwellung, Rötung, Schmerz, Krepitation festgestellt werden. Bei Arthritiden zeigt die Lahmheit sich meistens in weniger als 24 Stunden und äußert sich als hochgradig. Meistens sind die Vitalparameter im Normalbereich (BERTONE, 1999; TREMAINE, 2000).

Hilfsmittel bei der Diagnostik der Arthritiden sind die Analysen von Blut und der Synovia. Bei den Blutuntersuchungen werden traditionell die Parameter für systemische Effekten einer Entzündung wie gesamte Leukozytenzahlen, differenzielles Blutbild, Fibrinogen und Totalprotein bestimmt. Die Ergebnisse sind meistens wenig spezifisch oder eben nicht hilfreich bei Arthritiden von adulten Pferden, besonders in der frühen Phase. Es dürften zwar kleine Schwankungen in den Leukozytenzahlen zu beobachten sein, aber die Werte überschreiten den oberen Referenzgrenzen eher selten. Spürbare Veränderungen im peripheren Blut brauchen mindestens ein paar Tage (BERTONE, 1999; MORTON, 2005; STEEL, 2008).

Bei der Synovia Analyse wird generell zuerst das Aussehen der Synovia beurteilt. Weiter werden die gesamten Leukozytenzahlen, das differenzielle Zellbild und der totale Proteingehalt bestimmt. Der Verdacht auf einer Gelenkinfektion erhöht sich, die wenn schon prädisponierende Faktoren vorhanden sind (BERTONE, 1999; TREMAINE, 2000).

Für die Behandlung und Prognose ist es in erster Instanz wichtig zu wissen ob es um eine septische oder aseptische Arthritis handelt. Der goldene Standard für die Diagnose der Septischen Arthritis basiert auf der Analyse der Synovialflüssigkeit. Im Vordergrund steht dabei der Nachweis von Entzündungszellen und Bakterien. Zur Differenzierung von septischer Arthritis von aseptischer Arthritis werden die Referenzwerte der Tabelle 1 gehandhabt.

Tab 1 : Referenzbereiche für Parameter abnormaler Synovialflüssigkeit

	septische Arthritis	nicht-septische Arthritis
WBZ	>30 x 10^9 Zellen/L	Bis 30 x 10^9 Zellen/L
Neutrophilie Granulozyten	>80 %	< 80 %
Totalprotein	>40 g/L	< 40 g/L
Bakterien	Mikroskopisch und/oder kulturell nachgewiesen	nicht nachweisbar

In einigen Fällen kann das Feststellen der Ursache einer Gelenkerkrankung schwierig sein. Frakturen; Gelenkfissuren und traumatische Synovitis können ähnliche Symptome wie septischer Arthritis verursachen weil bei all diesen Zuständen meistens eine akute und schwere Lahmheit vorhanden ist (BERTONE, 1999). Bei einigen nicht-infektiösen Gelenkerkrankungen z.B. traumatische und autoimmunologische Gelenkentzündungen können dabei hohe Leukozytenzahlen gefunden werden, was die Abgrenzung mit einer septischen Arthritis schwierig macht (MORTON, 2005). Anderseits, können in den frühen Phasen einer infektiösen Arthritis die Leukozytenzahlen noch niedrig sein (RIBERA, 2011). Infektionen der Synovia sollten eigentlich mit positiver Bakterien-Kultur bestätigt werden, aber neue Forschungen zeigen dass mit den konventionellen Agar Medien sind ungefähr 40 % der an Arthritis beteiligten Bakterien nachweisbar (DUMOULIN, 2010).

Bei Arthritiden werden die Synovialmembran, die Synoviozyten und die Chondrozyten aktiviert oder geschädigt und Entzündungsmediatoren freigesetzt. Dementsprechend sind höhen Konzentrationen der Entzündungsmediatoren in der Gelenkflüssigkeit nachweisbar. Auch im Serum sind Mediatoren wie Eicosanoide, Wachstumsfaktoren, Interleukine und TNF-alpha, Prostaglandine nachweisbar (BERTONE, 1996; WRIGHT et al., 2003; MORTON, 2005; MCILWRAITH, 2005; BERTONE, 2001; de GRAUW et al., 2006).

Der Entzündungsprozess bei aseptischer Arthritis ist aber relativ weniger stark als bei einer septischen Arthritis und es kommt daher auch zu niedrigeren Konzentrationen von Entzündungsmediatoren (BERTONE, 2001; JACOBSEN, 2006 b, c; FIETZ, 2008).

Daher besteht in den letzten Jahren großes Interesse für Entzündungsmediatoren im Blut und in der Synovialflüssigkeit um eine frühe Diagnose der Arthritiden zu ermöglichen, die differentielle Diagnose zu erleichtern und der Erfolg einer Therapie zu überwachen (WAUTERS, 2011; FRISBIE, 2010; RIBERA, 2011; BILLINGHURST, 2004; MCILWRAITH, 2005).

Die Bestimmung von Einigen der entzündungsspezifischen Proteine und Mediatoren hat sich in der Veterinärmedizin in den letzten Jahrzehnten etabliert. Das Interesse wurde auch auf die Akute Phase Proteine fokussiert als potentieller Indikator für den Schweregrad einer Infektion. Denn das Entdecken der inflammatorischen Antwort ist immer eine klinische Herausforderung bei natürlich vorkommenden Infektionen im Gegensatz zu experimentellen Studien. Wegen ihrer Kinetik sind die APP besonders vorzuziehen um Infektionen frühzeitig zu entdecken. Sie werden in Blut und Körperflüssigkeiten innerhalb weniger Stunde nachweisbar und sie sinken mit der Heilung schnell auf ihrem Basiswert ab. Weiter dürfte der Verlauf einer Entzündung verfolgt werden können. Der Vorteil diese Proteine ist dass sie in großen Mengen während einer Infektion in die Blutbahn freigesetzt werden was ihren Nachweis erleichtert (ECKERSALL, 2004; CRISMAN, 2008; JACOBSEN, 2006 b, c; 2007; HULTEN 2002a, b; TAKIGUCCHI, 1990; YAMASHITA, 1991).

Beim Pferd haben sich besonders das C-reaktive Protein und das Serum-Amyloid-A als bedeutsame Parameter bei akuten Entzündungen eingeführt (GROSCHE et al., 2006; TAKIGUCCI et al., 1990; YAMASHITA et al., 1991; JACOBSEN et al., 2007). Unter diesen Proteinen ist SAA ein besonders sensitiver Entzündungsmarker beim Pferd (JACOBSEN, 2007).

Andere Entzündungsparameter wie z.b. Haptoglobulin, Fibrinogen haben im Gegensatz dazu meist deutlich längere Reaktionszeiten, und es sind nicht sehr große Anstiege zu verzeichnen. Auch beim Verfolgen des Therapieerfolgs scheint das SAA und CRP gegenüber diesen Entzündungsparametern viel sensitiver zu sein. Der Grund dafür ist die schneller sinkende Konzentration bei einsetzender Heilung.

Die Gelenkentzündungen(infektiöse oder nicht-infektiöse) führen zu Freisetzung der Entzündungsmediatoren, besonders die Interleukin (IL-1, IL-6, TNF-alpha), in den Gelenken und verursachen damit eine lokale inflammatorische Reaktion die anschließend eine Stimulus bilden können für eine systemische akute Phase Reaktion. Hierbei werden APP von der Leber gebildet und am Blut abgegeben. Es ist plausibel, dass dieser Prozess auch bei den Pferden Arthritiden stattfindet (HULTEN, 2002b).

Untersuchung nach Akute Phase Proteine bei Pferden mit Gelenkerkrankungen sind limitiert. In einigen Studien wurden APP bei experimentell induzierten und natürlich vorkommenden septischen und aseptischen Gelenkentzündungen studiert, wobei besonders auf SAA fokussiert wurde. SAA ist das wichtigste APP bei Pferden.

Über gelenkspezifische Entzündungsmediatoren besonders bei aseptischen Gelenkerkrankungen ist schon viel bekannt (MCILWRAITH, 2005; BILLINGHURTS, 2004; FRISBIE, 2008,2010; FIETZ 2008,) aber über die APP gibt es relativ wenig brauchbare Information (JACOBSEN 2006 b, c; HULTEN 1999b; HULTEN 2002b).

Die Bestimmung der richtigen APP im Blut könnte in vielen Fällen eine Vermeidung einer Gelenkpunktion ermöglichen und in Zusammenhang mit übrigen Blutparametern leichter zur sicheren Diagnose einer aseptischen Arthritis führen.

Mit ähnlichem Ziel der schon existierenden Studien werden in unserer Studie SAA und CRP in Blutproben von Pferden mit akuten Arthritiden bestimmt und ihrer Konzentration verglichen bei septischer und aseptischer Arthritis.

Die Arbeitshypothese war :

1. SAA und CRP sind zur Kontrolle des Heilungsverlaufes bei septischen und aseptischen Arthritiden geeignet.

2. Differenzierung der septischen und aseptischen Arthritiden ist möglich nach Höhe der SAA und CRP Konzentrationen.

Hierzu wurden parallel zur üblichen therapeutischen und diagnostischen Vorgehensweise bei Pferdepatienten mit septischen und aseptischen Erkrankungen der synovialen Strukturen die Akute-Phase-Proteine im Blutserum gemessen. Da es sich meist um einen kurzen Zeitrahmen von ca. 5-7 Tagen handelte, in welchem wiederholt Synovia- und Blutproben bei septischen Arthritiden zur Therapiekontrolle entnommen wurden, wurden C-reaktives Protein und Serum Amyloid A zur Analyse ausgewählt, wegen ihrer kurzen Halbwertzeiten. Der Zusammenhang mit anderer klassischen klinisch-chemischen Bestimmung im Blut und den Synovialflüssigkeit wurde überprüft.

2. LITERATUR ÜBERSICHT

2.1. GELENKERKRANKUNGEN

Die Infektion von synovialen Strukturen kann Gesundheit, sportliche Karriere und sogar das Leben für die betroffenen Tiere gefährden. Infektionen von Gelenk und Sehnenscheide beeinflussen zunächst die normale Funktion der Gliedmaßen wegen der damit verbundenen Schmerzen und Entzündungen. Die langfristige Funktion von Gelenken kann beeinträchtig werden wegen degenerativen Gelenkerkrankungen wobei Fibrosierung des Bindegewebes und Beschränkung der Bewegung von Sehne und Gelenkkapsel auf der Vordergrund stehen. Eine frühzeitige Diagnose und aggressive Behandlung kann oft zu einem zufriedenstellenden Ergebnis wie Rückkehr zu normaler Funktion und Athletik führen (LUGO et al., 2006).

Der Begriff Equine Arthritis umfasst im Prinzip jedes Leiden eines Gelenkes. Arthritis wird vereinfacht als Gelenkentzündung definiert (MCILWRAITH&TROTTER 1996a).

Nach Ätiologischen Aspekten können Arthritiden prinzipiell in zwei Gruppen eingeteilt werden.

1. Septische Arthritiden,

2. Nicht-septische Arthritiden. Meistens werden hiermit die degenerative Gelenkerkrankungen (Osteoarthritis), traumatische Arthritiden und die

Osteochondrose/Osteochondrosis Dissecans gemeint (LITTLE, 1995; MCILWRAITH& TROTTER, 1996a).

2.1.A. SEPTISCHE ARTHRITIS (INFEKTIÖSE ARTHRITIDEN)

Septische Arthritis bzw. Septische Arthritis / Tendosynovitis ist ein häufiges Problem bei Pferden (HEWES et al., 2005; SCHNEIDER et al., 1992b).

Bei der infektiösen oder septischen Arthritis handelt es sich um die Form einer Gelenkentzündung, die nach Eindringen von pathogenen Keimen im Gelenk entsteht (MCILWRAITH, 1989).

Die häufigsten Ursachen für Gelenkinfektion beim Pferd sind a) das Übergreifen einer Infektion von Wunden im Bereich der Gelenke, b) die direkte penetrierende Traumata, ebenso die Kontaminationen bei intraartikuläre Injektionen oder diagnostische Gelenkpunktionen, c) postoperative Infektionen, d) hämatogene Infektion und idiopathische Ursachen (MCILWRAITH et al., 1989; SCHNEIDER, 1992b; BERTONE, 1996; HEWES et al., 2005; MORTON, 2005).

Septische Arthritiden bei Fohlen sind öfters hämatogen bedingt sein, sie können aber auch aus peri-artikulären Wundinfektionen herkommen oder durch eine ungeschickte Punktion entstehen. Die hämatogene Route ist der häufigste Weg bei Fohlen mit Bakteriämie und Sepsis (HARDY et al., 2006).

Septische Arthritis tritt auf, wenn der Synovialmembran oder Gelenkflüssigkeit mit Bakterien oder anderen Mikroorganismen inokuliert worden ist und die

Abwehrmechanismen überwunden sind. Die normale Synovialmembran ist in der Lage eine große Inokulation von Mikroorganismen zu kontrollieren und dessen Ausbreitung und Kolonisierung zu verhindern (BERTONE, 1996). Die effektive Dosis des Inokulums um die Gelenkflüssigkeitsabwehrkräfte zu überwinden, wird durch Virulenz und Pathogenität der einzelnen Mikroorganismen bestimmt (BERTONE, 1996; WRIGHT et al., 2003; MORTON, 2005).

Die bakterielle Invasion eines Gelenkes initiiert eine deutliche Immunantwort, was mit der Anhäufung von Fibrin, Leukozyten, Neutrophilen Granulozyten und entzündlichem Exsudat innerhalb des Gelenkes einhergeht. Nach Besiedelung der Synovialis, kommt es zur Freisetzung einer Vielzahl von Enzymen, freien Radikalen und anderen Entzündungsmediatoren, die eine deutliche synoviale Entzündungsreaktion initiieren (WRIGHT et al., 2003; MEIJER et al., 2000; MORTON, 2005). Die Synovialmembran wird während Entzündung durch die Leukozyten infiltriert (LITTLE, 1995). Die Neutrophilen Granulozyten phagozytieren die Mikroorganismen und setzen viele zerstörerische Stoffe, einschließlich Enzyme wie Kollagenasen und Lysozyme, freie Radikale und proinflammatorische Zytokine wie IL-1, IL-6 und Tumor Nekrose Faktor-alpha (TNF-α) frei (BERTONE, 1996). Zeitgleich mit Neutrophilen Granulozyten Zustrom dringen viele Entzündungsmediatoren in das Gelenk ein als Folge der Störung der Blut-Synovial Schranke der Gelenkflüssigkeit. Die Aktivierung der Plasmin-, Kinin-, Koagulation und Fibrinolyse Wege erfolgt. Diese Kaskade von Ereignissen verstärkt die Entzündung und aktiviert Synoviozyten und Chondrozyten. Die Aktivierung von Synoviozyten, Chondrozyten, Neutrophilen und Makrophagen führt zu einer Störung im normalen Zellstoffwechsel, reduziert die Proteoglykan Produktion und bewirkt die Freisetzung einer

Vielzahl von Matrixmetalloproteinasen(MMPs) (BERTONE, 1996; ARICAN et al., 2000; MORTON, 2005; TREMANIE, 2000; SCHNEIDER et al., 1992a).

2.1.B. NICHT-SEPTISCHE ARTHRITIS

Nicht-infektiöse Gelenkerkrankungen werden in der Regel wie folgt klassifiziert (LITTLE, 1995; MCILWRAITH, 1989):

1. Osteochondrosis/ Osteochondrosis Dissecans

2. Degenerative Gelenkerkrankungen oder Osteoarthritis

3. Trauma bedingte nicht-infektiöse Arthritiden(Gelenkverletzungen, Gelenkluxationen Kreuzband-, Seitenbandrissen, Meniskusläsionen, Frakturen).

4. Immun- und Autoimmunvermittelte Gelenkinfektionen.

Klinisch werden nicht-infektiöse Gelenkerkrankungen sich durch Schmerz, Hitze, Schwellung, Erguss, Rötung und Lahmheit manifestieren (BERTONE, 2003).

In unsere Studien werden die Diagnostizierte Fälle mit Osteochondrosis/Osteochondrosis Dissecans, Degenerative Gelenkerkrankungen und Traumatische Aseptische Arthritis der Gruppe der nicht-infektiösen Gelenkerkrankungen Patienten Gruppe zugeordnet.

2.1.B.1. TRAUMATISCHE ARTHRITIS

Traumatische Verletzungen und Entzündungen der Synovialmembran, Gelenkkapsel und Ligamenten sind häufige Probleme von Sportpferden. Die traumatische Arthritis entwickelt sich nach einzelnen oder wiederholten Traumen. Die pathologischen Änderungen umfassen Synovitis, Kapsulitis, Desmitis von intraartikulären und periartikulären Bändern. Die traumatische Arthritis kann in einer degenerativen Arthritis mit direkten Knorpelschäden, Osteochondrale Frakturen oder Meniskusrissen ausmünden. Die traumatische Arthritis tritt häufig in den Karpal, Fessel und Tarsalgelenk von jungen Rennpferden auf. Die klinischen Symptome umfassen Lahmheit, Schwellung und Schmerz manifestierend in Lahmheit. In schweren Fällen mit Knorpelabbau kann es zu subchondralen Knochen Schmerzen kommen. Während der Entzündungsprozess werden anabolische (Wachstum Faktoren) und katabolische Moleküle (proinflammatorische Zytokine, frei Radikale und lysosomale Enzyme) aus der Snyovialmembran und dem Gelenkknorpel freigesetzt (MCILWRAITH&TROTTER, 1996; HOWARD u. MCILWRAITH, 1996).

2.1.B.2. OSTEOARTHRITIS

Osteoarthritis ist eine mit chronische und degenerative Prozess einhergehende nicht-entzündliche Gelenkerkrankung. Osteoarthritis ist beim Mensch, Pferd und Hund häufig ein bekanntes Problem (SUTTON et al., 2009; CARMONA et al., 2009; MCILWRAITH, 2005).

Arthrose (Osteoarthritis) ist eine der wichtigsten Ursache von Lahmheit und ein bedeutender wirtschaftlicher und sportlicher Verlust bei den Pferden (BOLAM, 2006; CANTLEY, 1999). Mit Arthrose wird eine Erkrankung des diarthrodialen Gelenkes, charakterisiert mit verschiedenem Ausmaß von Zerstörung der Gelenkknorpel, subchondraler Knochen Sklerose, Osteophyten Bildung, Synovitis und progressivem Verlust der Gelenkfunktion bezeichnet (CANTLEY et al., 1999; KIRKER-HEAD et al., 2000; BROMMER et al., 2003).

Die klinischen Symptome der Arthrose umfassen Schmerzen, Schwellung, Krepitation und variierte Grad von Lahmheit (CANTLEY et al., 1999; SUTTON et al., 2009).

Die Ätiologie der Osteoarthritis sind im allgemeinen Trauma, Gelenkinstabilität, Synovitis, Kapsulitis, Hypoxia und Neovaskularisation, Genetische Prädisposition und Obesität (CARMONA et al., 2009).

Osteoarthritis wird üblicherweise in primäre und sekundäre Arten klassifiziert. Die primäre Arthrose hat unbekannte Herkunft. Wichtige prädisponierende Faktoren für sekundäre Osteoarthritis sind Osteochondrosis, Septische und traumatische Arthritis. Wiederholte Rennen und Training spielt eine wichtige Rolle für Beginn und Progression von Osteoarthritis (CANTLEY et al., 1999; SUTTON et al., 2009).

Am häufigsten betroffenes Gelenk ist, das Metacarpophalangealgelenk und das Problem ist häufig bei Pferden, die intensive Training und Höchstgeschwindigkeit (Galoprennen) durchmachen (CANTLEY et al., 1999).

Die große Körpermaße und starke athletische Belastung können bemerkenswert hohe biomechanische Kräfte innerhalb der Gelenke verursachen, die zu irreversibler Zerstörung des Gelenkknorpels, Synovialmembran, Subchondralen Knochen, Synovialmembran, Gelenkkapsel und unterstützende Ligamenten führen können. Die auslösende Ereignis ist aber nicht immer klar zu definieren und mehrere Faktoren wie biochemischen, genetischen, altersbedingten, hormonellen, metabolischen, neurologischen und biochemischer Art spielen bei der Zustandekommen eine Rolle (BOLAM et al., 2006).

Arthrose wird von einem progressiven Verlust der Gelenkknorpelsubstanz charakterisiert. Die Krankheit betrifft nicht nur Knorpel, sondern das gesamte Gelenk (subchondral Knochen, Synovialmembran und Gelenkkapsel) (SUTTON et al., 2009). Die pathologische Veränderungen von Synovitis/Capsulitis, subchondralen Knochen Sklerose und die Bildung von Osteophyten sind typische Befunde von OA (SUTTON et al., 2009; SELLAM u. BERENBAUM 2010). Während der Entwicklung der OA findet Neovaskularization statt. Einwachsen der neuen Gefäße erhöht die Zufuhr von Nährstoffen zu Knorpel und subchondralen Knochen. Die Neovaskularisation trägt aber bei der Entstehung der Synovitis bei (SUTTON et al., 2009).

Die makroskopischen Befunde von Gelenkknorpeldegeneration sind Fibrillation, Erosion, Verschleißlinien(NEIL et al., 2005).

Synovitis wird durch eine Infiltration von neutrophilen Granulozyten, T-Lymphozyten, Monozyten sowie Neovaskularisierung und Hyperplasie der Synovialmembran gekennzeichnet. Es wird angenommen dass die Synovitis wesentlich beiträgt zur Entwicklung von Schmerzen, Gelenkentzündung und Knorpelabbau. Das Ausmaß der Fibrinablagerungen und Leukozyten Infiltration der Synovialmembran bestimmt die Schwere des Krankheitsbildes. Leukozyten-

Infiltration wird sowohl akut als auch bei der chronischen Phase der Krankheit gesehen, aber Fibrin wird hauptsächlich in den chronischen Stadien von Krankheit gesehen (SUTTON et al., 2009).

Synoviozyten, Chondrozyten und Leukozyten sind die wichtigsten Zelltypen bei der Pathogenese der OA (SUTTON et al., 2009).

Die Entstehung der OA ist mit einer Kaskade von biochemischen Ereignissen assoziiert. Dieser Prozess vermittelt durch katabolische und anabolische Metaboliten der Entzündungsreaktion. Die katabolische Metaboliten, die an der Pathophysiologie der OA beteiligt sind, sind die proinflammatorische Zytokine, die Proteolytische Enzyme und andere proinflammatorische Substanzen. Diese Mediatoren werden hauptsächlich aus Synoviozyten, Chondrozyten und Knorpelmatrix freigesetzt. Proinflammatorische Zytokine (IL-1, Il-6, TNF-alpha) induzieren die Freisetzung von lysosamalen Enzymen, ECM abbauende Enzyme wie Matrix Metalloproteinasen (MMP), Serine Proteases, Aspartatsäure, Proteases, Cysteine Proteasen und andere biologisch aktive Substanzen sowie Eicosanoide (PGE2), Nitric Oxid und einige Neuropeptiden besonders Substanz P. Diese letzte vermittelt die Übertragung der Schmerz. Diese Mediatoren sind direkt oder indirekt zuständig für die Osteolyse, subchondrale Knochen Sklerose, Osteophytosis, Gelenkknorpel Erosion und Synovialmembranverdickung Die anabolische Moleküle sind Wachstum Faktoren (TGFs, IGFs) und IL-1Ra, IL-4, IL-10, IL-13 und TIMPs, die an den Gelenkreparatur beteiligt sind (SUTTON et al., 2009; MCILWRAITH, 2005; CARMONA, 2009; NEIL et al., 2005).

2.1.B.3. OSTEOCHONDROSE und OSTEOCHONDROSIS DISSECANS

Osteochondrosis ist eine häufig gesehene klinisch wichtige Gelenkerkrankung bei verschiedenen Tierarten, am meisten beim Schwein, Pferd und Hund. Osteochondrose ist eine non-inflammatorische Störung des endchondralen Ossifikationsprozess im Artikulär-Epiphysen Komplex. Osteochondrosis hat multifaktorielle Ätiologie. Die häufigsten Faktoren dabei sind Genetische Veranlagung, schnelles Wachstum, anatomische Konformation, Trauma, Ernährungsfehler und Defekt in der vaskulären Versorgung des Epiphysen Knorpel(van den WEEREN 2006; YTREUS, 2007).

Die Inzidenz von Osteochondrosis(dissecans) ist im Durchschnitt 25% für die meisten Warmblutrassen und Rennpferden (van den WEEREN, 2006). Die meistens betroffenen Gelenke sind das Talocruralgelenk, das Femoropatellargelenk, das Metocarpophalengealgelenk, das Metatarsophalangeal oder das Fesselgelenk (BREHM, 1999). Die Inzidenz von Tarsocrurale OC wurde als bis zu 40 % angegeben (de GRAUW et al., 2011).

Die Osteochondrosis dissecans(OCD) von Mensch und Tier wird gekennzeichnet von Knorpel und Knochenlösung, bedingt durch einen umschriebenen nicht entzündlichen Untergang der Zellen des Knochengewebes und Gelenkknorpels. Es kommt zur Störung der Verknöcherung des wachsenden Knorpels. Durch diese Störung entsteht ein übertrieben dickes Knorpelgewebe, das nicht mehr von der Synovia ernährt werden kann. Das stark verdickte Knorpelgewebe ist aber anfälliger für mechanische Verletzungen und kann sich vom subchondralen Knochen abspalten und damit freie Gelenkkörper bilden. Sekundär erfolgt meist eine Verknöcherung der freien Gelenkkörper. Diese freien Körper können dann den umliegenden Gelenkknorpel schädigen (ARNAN u. HERTSCH 2005). Die Osteochondrosis dissecans manifestiert sich pathologisch als Knorpelzersetzung, die zu Ablösungen und freien Körpern (corpora libera) führt, durch die weitere Gelenkdefekte entstehen. Sowohl die Osteochondrosis dissecans als auch die subchondralen Zysten wurden von vielen Autoren als Manifestation der Osteochondrose angesehen (MCILWRAITH, 1989).

Trauma, Proliferation des periartikulären Synovialgewebes und Nekrose von ein Teil der Gelenkknorpel werden als Origin der freien Körper verantwortlich gehalten (van den WEEREN et al., 2006; YTREUS et al., 2007).

Die Routine Diagnose der OC(D) basiert sich auf klinischer Untersuchung und spezifischen radiologischen Befunden. Gelenkschwellung und milde bis starke Lahmheit sind die übliche klinische Symptome. Die Antwort auf intraartikuläre Anästhesie variiert stark. Die Radiologie ist eine wichtige Diagnose Methode, aber zur Erkennung der subklinische Osteochondrosis in der frühen Phase nicht ausreichend. Die konventionelle Synovia Analyse ist hierbei aber nicht aussagekräftig. Deswegen kann die Untersuchung von den anabolischen und katabolischen Biomarker für Osteochondrosis in Serum und Synovialflüssigkeit die Diagnose ermöglichen und zu frühzeitig therapeutische Intervention führen (VIJARNSORN et al., 2007; de GRAUW 2011).

2.1.C. DIAGNOSE DER ARTHRITIDEN

Für die Diagnose der Gelenkerkrankungen werden nach der klinische Untersuchung eine oder mehrere spezielle Techniken angewandt wie die Analyse der Synovia, die Diagnostische Anästhesie, die Röntgen und Ultraschall-Untersuchung, die Arthroskopie, die Thermographie, die Nuklear Szintigraphie, die Computertomographie und die Magnetresonanz Tomographie (MCILWRAITH,1989; LITTLE et al., 1995).

Die Analyse der Synovia ist der exakteste Weg um das Vorliegen einer Infektiösen Arthritis festzustellen (MAHAFFEY, 2002; TREMAINE, 2000; MORTON, 2005; STEEL, 2008).

Gelenkentzündungen führen zu Veränderungen im Aussehen, im Volumen und in der Viskosität. Veränderte physisch und chemische Parametern sind u.a. die Muzin Präzipitat Qualität, die HA (Hyaluronsäure) die Proteinkonzentration, der pH-Wert, der freien Radikale, die Enzyme(Milchsäure). Weiter sind die zytologischen Bestandteile der Synovialflüssigkeit geändert. Die Analyse der Flüssigkeit wird oft nicht zur spezifischen Diagnose führen. Es verschafft aber eine relative Information über den Grad der Synovitis und metabolische Anomalien der Gelenke (WILSON & KEEGAN 1995; BERTONE 2003; STEEL et al., 2008).

Bei Gelenkinfektionen ist eine vermehrte Menge Synovialflüssigkeit und verminderte Viskosität der Synovialflüssigkeit festzustellen (MORTON, 2005; STEEL, 2008).

Das Aussehen der Flüssigkeit zum Zeitpunkt der Probenentnahme liefert oft einen Großteil der Informationen (WILSON& KEEGAN 1995; STEEL et al., 2008). Septische SF ist in der Regel trüb, wolkig, undurchsichtig, flockig und nicht-viskös. Septische Gelenkflüssigkeit ist blass gelb bis gelborange oder orangerot (STEEL, 2008; MAHAFFEY, 2002; MORTON, 2005; WILSON& KEEGAN, 1995; BERTONE, 2003). Normale Synovia gerinnt nicht, dagegen gerinnt pathologische Synovia und ist das Ausmaß der Gerinnung annähernd proportional zu dem Grad der Synovitis. Dies kann durch Beobachten in einem Gerinnungsröhrchen festgestellt werden (MCILWRAITH, 1989; STEEL, 2008; MORTON, 2005).

Der pH-Wert der normalen Gelenkflüssigkeit spiegelt den pH-Wert des Serums und ist bei gesunden Gelenken 7,30 ± 0.06 (STEEL, 2008; MORTON, 2005).

Es besteht ein enger Zusammenhang zwischen den Aktivitäten der Alkalischen Phosphatase (AP), der Aspartataminotransferase (AST, GOT) und der Laktatdehydrogenase (LDH) der Synovia und der Schwere der Gelenkerkrankungen (LITTLE, 1995).

Niedrigere pH-, erhöhte Milchsäure und erniedrigte Glukosekonzentration der SF können unterstützende Beweise für eine SA darstellen, sie sollten aber nicht als primäre diagnostische Parameter verwendet werden (STEEL, 2008). Ein vermehrter Verbrauch durch Bakterien führt zu diesen Änderungen in der Gelenkflüssigkeit (MORTON, 2005).

Nur mittels eine Gelenkpunktion und die Beurteilung des Punktates ist die Diagnose septische Arthritis zu stellen. Bei SA beträgt der WBZ der Synovialflüssigkeit in der Regel mehr als 1000 und weniger als 10,000 Zellen/μL in den frühen Phasen. Im Allgemeinen sprechen Zellzahlen über 30

000 Zellen/μL für eine schwere Infektion und ein Wert über 100 000 Zellen/μL ist schon pathognomisch. Wenn dabei mehr als 80 % neutrophile Granulozyten gezählt werden und der TP-Konzentration größer als 2,5 g/dl ist, dann sollte das Gelenk als infiziert angesehen, insbesondere wenn diese mit klinischen Anzeichen und prädisponierenden Umständen korreliert sind (LA POINTE et al., 1992; SCHNEIDER et al., 1992a,b; MCILWRAITH, 1989; WILSON&KEEGAN, 1995; BERTONE, 1996; MCILWRAITH et al., 2001; BERTONE, 2003; MCILWRAITH et al.,2005; WRIGHT et al., 2003; HARDY, 2006; STEEL, 2008).

Die Gram-Färbung der gewonnen Synovia ist gelegentlich ein nützliches Diagnosetool um eine bakterielle Infektion festzustellen. Bei jedem Verdacht auf einer septischen Arthritis sollte dies durchgeführt werden. Bei etwa 25 % der Proben von Pferden mit infektiöser Arthritis könnten schon Bakterien mittels Gramfärbung nachgewiesen worden, Hiermit wird eine geschickte erste Auswahl für ein Antibiotikums leichter (BERTONE, 1996; SCHNEIDER ,1992b; MCIIWRAITH et al., 2001; LITTLE 1995; BERTONE 2003; MORTON 2005; HARDY 2006; STEEL 2008).

Pferde mit Septischer Sehnenscheiden-Entzündung zeigen ähnliche klinische Abweichungen wie Pferde mit septischer Arthritis. Die Synovialflüssigkeit der septischen Sehnenscheiden ist identisch mit jener Synovialflüssigkeit der septischen Gelenke. Septische Sehnenscheiden wurden in der gleichen Weise wie septisches Gelenke behandelt (SCHNEIDER 1992a). Der Proteingehalt von Sehnenscheiden ähnelt den Werten von Gelenkflüssigkeiten. Bei normal gesunden Pferden wird weniger als 2 g/dl angegeben (BARNABE et al., 2005).

Bei der Aseptischen Arthritiden sowie Osteochondrosis dissecans beträgt die Leukozytengesamtzahl im Allgemeinen unter 1000 Zellen/μL (MCILWRAITH 1989, STEEL 2008).

Bei einer aseptische Entzündungsreaktion wie OA ist der gesamt Leukozytenzahl nur leicht erhöht, je nach dem Grad der Synovitis. Werten weniger als 5,0x10^9 Zellen/μL sind üblich. Unter diesen Bedingungen ist die TP- Konzentration innerhalb der Bezugsgrenzwerte oder leicht erhöht und die Zellen sind überwiegend mononukleäre Zellen (STEEL 2008; LITTLE 1995).

Weißen Blutzellen sind bei nichtseptischen Arthritiden in der Regel weniger als 30000 Zellen/μl Synovia. Aber bei mancher nichtinfektiösen Arthritis wie der autoimmunen Arthritis können trotzdem die weiße Blutzellzahlen mehr als 100000 Zell/μL Synovia betragen (BERTONE 2003).

Bei der traumatischen Arthritis und degenerativen Arthritis variiert die Leukozytenzahl stark und ist abhängig von der Ausprägung der Reaktivität der Synovialis. Die gesamt Zellzahl der Gelenkflüssigkeit von Pferden mit degenerativen und traumatischen Arthritiden variiert von normal bis mäßig erhöht. Dagegen scheint beim Pferd das Vorkommen einer Synovitis eine charakteristische Eigenschaft für degenerativen Arthritiden zu sein. Es werden dabei zwischen 5 bis 10 000 Zellen/μL gezählt. In den meisten Fällen beträgt die Zellzahl < 5000 Zellen /μL. Zellzahlen im Bereich von 1000 bis 3000 Zell/μL sind typisch. Generell ist der prozentuelle Anteil von neutrophilen Granulozyten in stark entzündeten Gelenkergüssen erhöht (MCILWRAITH 1989; MAHAFFEY 2002; STEEL 2008). Die zytologische Untersuchung zeigt überwiegt mononukleären Zellen, in der Regel besonders Makrophagen. Neutrophile Granulozyten betragen üblicherweise <10 % und mononukleären

Zellen mehr als >90 % der gesamten Zellen in der Synovia bei Pferden mit traumatischen und degenerativen Gelenkerkrankungen (MAHAFFEY, 2002).

Nicht-Infektiöse Entzündungen könnten auch durch immun-vermittelte Prozesse auftreten und mehrere nicht-infektiöse, nicht-erosive Syndrome bei Pferden sind beschrieben worden (STEEL, 2008).

Veränderungen in der Synovia spiegeln normalerweise pathologische Erscheinungen an der Synovialmembran wider. Aus diesem Grund erscheint die histologische Untersuchung der Synovialmembran zur Beurteilung und zur Diagnose einer Gelenkerkrankung nützlich(MCILWRAITH 1989; MORTON 2005).

Bei Pferden mit SA sollte Blut für ein komplettes Differentialblutbild bestimmt worden. Weiter sind biochemische Analysen hilfreich. Bei erwachsenen Pferden ist das Differentialblutbild bei SA aber häufig unauffällig. Eine milde Hyperfibrinogenämie und ein leicht gesteigerte Leukozytengesamtzahl mit Rechtsverschiebung sind die häufigsten Befunde (SCHNEIDER, 1992b; LAPOINTE et al., 1992; BERTONE, 1996). Bei Fohlen mit septischer Arthritis ist das Differenzialblutbild in Einklang mit einer entzündlichen Reaktion und zeigt eine mäßige bis deutliche Granulozytose und eine Hyperfibrinogenämie (HARDY, 2006; MORTON, 2005). Bei erwachsenen Pferden ist die systemische Blutuntersuchung meistens weniger lohnend als bei Fohlen, besonders in den frühen Phasen der klinischen Symptome (LITTLE, 1995).

Entzündungsmarker können für die Unterscheidung der septischen von der nicht-septischen Arthritis verwendet werden (STEEL, 2008). Die Eigenschaften und die diagnostische Anwendung von direkten und indirekten Entzündungsmarkern bei Arthritiden wurden intensiv in den letzten Jahren studiert (TAKIGUCHI, 1990; BERTONE, 2001; BILLINGHURST, 2004; MCILWRAITH ,2005; RIGGS ,2006; FRISBIE, 2008; FIETZ, 2008; JACOBSEN, 2006a.b.c).

Das Ziel dieser Studie war um mittels Bestimmung von SAA und CRP in Blut die Diagnose und Differenzierung der Gelenkinfektionen zu verbessern. Ein abgeleitetes Ziel war um anhand der Kinetik der SAA und CRP Aktivität eine Aussage zu ermöglichen über Heilungsvorgänge in den betroffenen Gelenken.

Denn konventionelle Methoden der Diagnose der Gelenkinfektionen sind meistens zeitaufwendig und mit hohen Kosten verbunden und nicht immer empfindlich genug. Die Bildgebende Diagnostik zum Beispiel ist teuer und nicht gut geeignet um ein akutes Zeichen einer Entzündungen zu detektieren. Die Analyse der Synovia ist eine wichtige Hilfe für die Differenzierung der Gelenkinfektionen. Aber die Abnahme der Synovia kann gelegentlich schwierig sein und nicht immer nützlich für differentielle Diagnose. Dazu kommt die Chance auf iatrogene Kontaminierung des punktierten Gelenks. Bei Gelenkinfektionen ist Identifizierung der Bakterien mit konventioneller Bakterien-Kultur Methoden nur bei 25 % der Fälle erfolgreich (BERTONE, 1999; TREMAINE, 2000; MORTON, 2005). Ein Synvovialmembranbiopsie ist via Arthroskopie zu gewinnen und das erworbene Material wird zunächst inkubiert in einen geeignetes Medium zur Anzucht von eventuellen Bakterien (MORTON, 2005).Gelenkpunktion ist bei nicht-infektiösen Gelenkinfektionen eher nicht vorzuziehen und ist nur bei der Verdacht auf septische Arthritis durchzuführen. Diese Vorgang ist unvermeidlich da die Sensibilität von hämatologische Parametern nicht besonders gut ist zur die Differenzierung der Arthritiden bei erwachsenen Pferden (MORTON, 2005; STEEL 2008). Um dieses Problem zu umgehen wäre ein weniger invasiver Test angemessen. Ein potentieller Test dürfte die Bestimmung der Entzündungsmarker im Blutserum sein. Es gibt aus der humanmedizinischen und veterinären Literatur starke Hinweise darauf dass potentielle Marker für septische Arthritis das CRP und das SAA sein können. Damit wäre die Diagnostik der Gelenkerkrankungen zu verbessern und lässt sich möglichst schnell die Richtigkeit der angefangenen Therapie nachweisen.

Im Zusammenhang mit dem oben genanntes wurden in unserer vorliegenden Studie die Akute-Phase-Proteine SAA und CRP bei Pferden mit septischen und aseptischen Arthritiden im Blutserum untersucht. Das Ziel dieser Studie war ob diese Parameter eine Differenzierung zwischen septischer Arthritis und aseptischer Arthritis ermöglicht und ob eine Verlaufskontrolle der Therapie und die Überwachung der Heilungsverläufe sich aus der Kinetik der SAA und CRP Konzentrationen ablesen lässt.

Insgesamt wurden bei 53 Pferden in dieser Studie SAA und CRP im Serum untersucht. Zusätzlich wurde zytologische und hämatologische Untersuchungen der Synovia und des Blutes durchgeführt. Die Konzentration und den Verlauf über 8 Tage dieser Parameter wurde untersucht.

2.2. C-REAKTIVES PROTEIN

Das CRP wurde 1930 erstmals durch TILLET und FRANCIS im Serum von Patienten nachgewiesen, die an einer durch Pneumokokken verursachten Pneumonie erkrankt waren. Wegen der Eigenschaft, mit dem Kapselpolysaccharid (C-Polysaccharid, CPS) der Pneumokokken zu reagieren, wurde es als C-reaktives Protein bezeichnet (THOMAS-RUDOLPH et al., 2007; AGRAWAL et al., 2008; LEE, et al., 2003). CRP ist ein Precipitin am C-Polysaccharid der Pneumokokken-Zellwand (MOLD et al., 2006).

2.2.A. SYNTHESE VON CRP

Das C-reaktive Protein (CRP) ist ein wichtiges Akute-Phase-Protein und gehört zu einer Gruppe von Proteinen, die im gesunden Organismus in nur sehr geringer Konzentration vorkommen und hauptsächlich in der Leber als Reaktion auf Infektionen, Entzündungen und Traumen produziert werden (KRÜGER et al., 1995; MOLD et al., 2006; RODRIGUEZ et al., 2007; SINGH et al., 2008 a, b; CICARELLI et al., 2008).

Zusammen mit anderen Akute-Phase-Proteinen wie z.B. SAP und SAA wird es dem humoralen Teil der unspezifischen Abwehr zugeordnet (KNAPP, 2003; SCHNEYER, 2007).

Der größte Teil des CRP wird in den Hepatozyten gebildet und sezerniert (OKINO et al., 2006) und im endoplasmatischen Retikulum gespeichert (KRÜGER et al., 1995). Andere Zellen einschließlich der Lymphozyten, Monozyten und Makrophagen in Alveolar-makrophagen und Kupffer´sche Sternzellen können aber auch diese Proteine produzieren (UPRAGARIN et al., 2005; DONG u.WRIGHT 1996). CRP aus Hepatozyten und aus Alveolarmakrophagen ist funktionell und strukturell gleich (DONG und WRIGHT 1996). Im Anschluss an die Einwirkung eines Stimulus erfolgt eine Steigerung der hepatischen CRP-Synthese (PEPYS und BALTZ 1983). Neben

Komplement Proteinen werden die Pentraxine (CRP und SAP) auch von den Neuronen im Gehirn erzeugt (YASOJIMA et al., 2001).

Im Verlaufe eines entzündlichen Geschehens kann die CRP-Konzentration bis auf das 1000-fache des Normalwertes bei manche Tieren und Mensch ansteigen (DU CLOS et al., 2004).

CRP ist ein evolutionär konserviertes Protein und es wurde bei allen bisher getesteten Tieren gefunden (GARLANDA et al., 2005; LEE et al., 2003). CRP und die Komplement-Proteine sind alte Host-Proteine, deren phylogenetischer Ursprung bis zu den Pfeilschwanzkrebsen zurückverfolgt werden kann. Deshalb wäre zu erwarten, dass viele Gewebe des Körpers diese Proteine als Teil der angeborenen Immunabwehr enthalten würden(YASOJIMA et al., 2001).

Beim Menschen können Spuren von CRP in verschiedenen Körperflüssigkeiten, wie Blut, Gelenkflüssigkeit, Liquor cerebrospinalis, Amnionflüssigkeit, Pleura- und Aszites nachgewiesen werden. CRP kommt auch bei vielen Säugern, Fischen und Invertebraten vor (SCHNEYER 2007).

Der Anstieg und die Up-Regulierung der Konzentration von CRP im Serum beruht auf der erhöhten Synthese von CRP als Reaktion auf proinflammatorische Zytokine(YASOJIMA et al., 2001; AGRAWAL et al., 2008).

Während Infektionen und in Bedingungen unter Stress setzen aktivierte Mononukleäre Zellen und Makrophagen von Mensch und Tier, proinflammatorische Zytokine wie IL-1, IL-6, TNF-α und Interferon frei, die die Leber anregen um schnell große Mengen APP sowie CRP zu synthetisieren (LEE et al., 2003; OKINO et al., 2006).

Der Blutspiegel dieses Proteins erhöht sich in unterschiedlichem Maße als Reaktion auf Inflammation, Trauma oder Infektion (MOLD et al., 1999, 2001, 2002a) und ist ein Bestandteil des angeborenen Immunsystems (VOLANAKIS et al., 2001; RODRIGUEZ et al., 2005; CICARELLI et al., 2008). Die Akute-Phase-Reaktion (APR) ist durch TNF-α, IL-6 und IL-1ß allein oder in Kombination mit Hormonen geregelt (SZALAI et al., 2000). Also kann die durch proinflammatorische Zytokine induzierte Steigerung der CRP-Synthese noch durch Glukokortikoide verstärkt, wobei deren Wirkung von dem Ausmaß und der Dauer der Freisetzung abhängt (BÜRGER et al., 1998).

Es wurde auch berichtet, dass CRP die IL-1 und IL-1RA Antwort auf LPS-Reaktion reguliert (TILG et al., 1993; PUE et al., 1996). Allerdings, CRP und andere Akute-Phase-Proteine erhöhen auch Produktion von IL-1RA in menschlichen PBMCs. Hohe Konzentration von CRP hemmt in-vitro die Neutrophilen Chemotaxis (MOLD et al., 2002a).

C-reaktives Protein (CRP) hat sowohl pro- aber vor allem anti-inflammatorische Wirkungen in vitro und in vivo (STEIN et al., 2000; VOLANAKIS et al., 2001; TAYLOR et al., 2006). Dies alles hängt ab von die Anwesenheit von Liganden (MOLD et al., 2006). CRP stellt eine Verbindung zwischen angeborener und adaptiver Immunität dar und kann die Funktion des Immunsystems modulieren (SURESH et al., 2007; RODRIGUEZ et al., 2006). Es ist bekannt, dass die Milz bei der Clearance von Bakterien beteiligt ist und sie wird dabei geholfen mittels die opsonisierenden Funktionen des CRP in vivo (ROOZENDAAL u. CARROL 2006).

CRP-Bindung an den Makrophagen und Neutrophilen Granulozyten am Ort der Gewebeschädigung oder Infektion führt zu einer verbesserten Beseitigung pathogener Bakterien oder Zelltrümmer (STEIN et al., 2000).

Bei einer gram-negativen Infektion sind sehr hohe CRP- Spiegeln nachzuweisen. Die CRP-Bindung an Liganden auf den Erreger kann im Wesentlichen die Produktion von pro-inflammatorische und von antiinflammatorischen Zytokine hoch regulieren (MOLD et al., 2002, 2006).

2.2.B. PRIMÄRE GRUNDSTRUKTUR VON CRP

Das CRP gehört neben Serum Amyloid A (SAA) und Serum Amyloid P zu den Haupt Akute-Phase-Proteinen. CRP ist ein Mitglied der Pentraxine Familie von Proteinen (MOLD et al., 2002a; TAYLOR et al., 2006).

Beim Pferd besteht das Molekül aus fünf zyklisch angeordneten, homogenen nicht glykosylierten, durch nicht kovalente Bindungen miteinander verknüpften Untereinheiten, die ringförmig angeordnet sind. Jede Untereinheit hat ein Molekulargewicht von 23 000 Dalton, daraus ergibt sich das Gesamtgewicht von 118 000 Dalton (TAKIGUCCI et al., 1990; YAMASHITA et al., 1991).

Die Halbwertzeit im Blut beträgt beim Pferd 6 bis 8 Stunden (TAKIGUCCI et al., 1990; YAMASHITA et al., 1991).

In der Immunoelektrophorese ergibt sich, dass die Größe des Proteins im Bereich von β- und γ-Globulinen liegt. Der isoelektrische Punkt befindet sich bei 7,0 (TAKIGUCCI et al., 1990).

In der Studie von TAKIGUCCI et al., (1990), zeigt sich darüber hinaus, dass der molekulare Aufbau des CRP bei verschiedenen Tierarten gleich ist.

Rezeptoren für CRP wurden auf Blutmonozyten, Neutrophilen Granulozyten und Peritonealmakrophagen entdeckt (DONG und WRIGHT 1996). Reaktionen des CRP mit Rezeptoren der Zelloberfläche führen zur Opsonisation, verstärken Phagozytose und passive Protektion. Eine weitere Aufgabe ist die Auslösung der Komplementkaskade (RODRIGUEZ et al., 2006; MOLD et al., 2006; AGRAWAL et al., 2008). Die Regulierung der mRNA für CRP erfolgt unter anderem durch Lipopolysaccharide(LPS). CRP bindet auch an Kapselpolysacchariden grampositiver Bakterien und an Phosphorylcholingruppen von Pilzen und Parasiten. Die Affinität zu diesen Liganden für die nicht immunologisch bedingte Infektabwehr (Resistenz) hat mit nachfolgender Aktivierung des Komplementsystems über eine C1q-Fixierung große Bedeutung (LENZ 2000).

Für den vollständigen CRP-vermittelten Schutz ist ein funktionierendes Komplementsystem erforderlich (AGRAWAL et al., 2008; SURESH et al., 2006). CRP aktiviert das Komplementsystem über die Bindung an C1q auf klassischem Weg, wenn es sich an geeignete Liganden bindet und interagiert mit Phagozyten durch FcγR. Hiermit kommt es zur Opsonierung und nachfolgenden Phagozytose (RODRIGUEZ et al., 2005; BIRO et al., 2007; UDVARNOKI et al., 2007; SURESH et al., 2006; AGRAWAL, et al., 2008; THOMAS-RUDOLPH et al., 2007; AGRAWAL et al., 2008).

Die biologischen Wirkungen des CRP können sich nur entfalten, wenn das CRP an einem Liganden gebunden ist (MOLD et al., 2006; SURESH et al., 2006; AGRAWAL et al., 2008; SINGH et al., 2008 a,b). Die Bindung von CRP zu

Liganden so wie PCh, PnC, Phosphoethanolamine, Kohlenhydrate erfordert Calcium(SURESH et al., 2007; SINGH et al., 2008 a,b).

2.2.C. CRP ALS DIAGNOSTISCHER PARAMETER BEI PFERDEN

Es gibt relativ wenige Studien über das CRP-Protein beim Pferden da das CRP kein Akute Phase Protein beim Pferd ist. Bei Gelenkerkrankungen gibt es bei Pferden nur einzige Studie (TAKIGUCHI et al., 1990).

Im Serum des gesunden Tieres ist es verglichen mit anderen nur als Spurenprotein vorhanden. Bei Entzündungen mit multiplen Aktivierungsreaktionen kommt es innerhalb von 6 bis 12 Stunden zu einem Anstieg der CRP-Konzentrationen im Serum des Patienten. Das Ausmaß der Zunahme korreliert in der Regel mit der Aktivität bzw. mit der Intensität der Entzündung (KRÜGER et al., 1995).

Die frühzeitigen Erkennung, Bindung und Vernichtung pathogener Mikroorganismen findet statt noch bevor es eine Antikörperantwort gibt (STUMPF et al., 2008).

Beim Pferd kann CRP bei entzündlichen und mit Gewebszerfall einhergehenden Prozessen in der Akute-Phase-Reaktion nachgewiesen werden. Obwohl ein erhöhter CRP-Wert eine unspezifischer Entzündungsparameter ist kann er manchmal einen Hinweis auf Bakteriämie bringen, eine genaue Vorhersage ist aber begrenzt (WYLLIE et al., 2005). Seine verstärkte hepatische Synthese führt zu einem Anstieg der Serumkonzentration, die wieder auf ihr Ausgangsniveau zurückkehrt, wenn der Triggerfaktor nicht mehr wirksam ist (PETERSEN et al., 2004).

PETERSEN et al., (2004), erwähnen CRP als unspezifischen Indikator für die Prognose bei respiratorischen Erkrankungen der Pferde. GROSCHE et al., (2006), stellten beim Pferd fest, dass die CRP-Bestimmung im Bauchpunktat zur Charakterisierung hochgradiger intestinaler Schädigungen genutzt werden kann, jedoch wiesen nur die Pferde mit Dünndarmstrangulation einen signifikanten Anstieg der CRP-Konzentration im BP auf. In dieser Studie ergaben sich hinsichtlich der CRP-Konzentration im Blut zwischen gesunden und Kolik Pferden sowie in Abhängigkeit vom Schweregrad der Ischämie keine Unterschiede und der Stress schien auch bei hochgradiger Kolik keinen Einfluss auf die CRP-Konzentration im Serum zu haben. STUMPF et al., (2008), behauptete dass bei Pferden mit Fieber CRP und Neopterin unspezifische Effektparameter darstellen, die im Zusammenhang mit weiteren Befunden auch beim Pferd für die Beurteilung des Gesundheitszustandes wertvoll sein können.

Erhöhte CRP-Werte wurden auch bei Pferden, die an experimentell induzierter Laminitis erkrankt waren, beobachtet (FAGLIARI et al., 1998).

TAKIGUCHI et al.,(1990) und YAMASHITA et al.,(1991) behaupteten dass das CRP bei der Diagnostik von Entzündungen beim Pferd zwar sensibler ist aber kein spezifischer Indikator darstellt. Die Autoren haben CRP-Konzentration bei Tieren mit Pneumonien, Arthritiden, Enteritiden und nach Kastrationen und intramuskulärer Injektion mit Terpentin bestimmt und sie wiesen bis sechsfach erhöhter Konzentration nach. Die maximale CRP-Serumkonzentrationen wurden am 3 bis 5. Tag gefunden. Eine Rückkehr zum

Basiswert konnte erst nach 14 bis 28 Tagen festgestellt werden (TAKIGUCHI et al., 1990; YAMASHITA et al., 1991).

LENZ, (2000) behauptete auch dass das CRP zwar ein sensibler, aber kein spezifischer Indikator für Infektion und Inflammation, d.h. dass CRP zwar als Indikator für das Maß der Akute- Phase-Reaktion gesehen werden kann, eine Erhöhung der CRP-Konzentration steht jedoch nicht pathognomonisch für eine bestimmte Krankheit oder ein bestimmtes Krankheitsbild.

In der Humanmedizin wird die quantitative CRP-Diagnostik hoch geschätzt, weil das Akute-Phase-Protein eine schnelle Reaktions- und eine kurze Halbwertszeit hat. Zur Überwachung des Verlaufs der akuten septischen Arthritis werden traditionell Fiebermessung, Blutsenkungsgeschwindigkeit (BSG) und Leukozytenzahl verwendet. Erhöhte CRP-Produktion ist ein schneller und ist sensibler Marker für die meisten Formen einer mikrobiellen Infektion. Daher dürfte die CRP Bestimmung in der Routinediagnostik diagnostische Verbesserung bringen. Weiter kann hiermit den Verlauf und Therapie Erfolg einer infektiösen Krankheit sowie einer septischen Arthritis erfolgt werden (JAIN et al., 2009; HUSAIN et al., 2002; CAIRD et al., 2006).

Es gibt verschiedene Angaben über die Höhe der CRP-Konzentrationen bei klinisch gesunden und kranken Pferden. Abhängig des angewandten Tests lassen die Werte nicht immer leicht mit einander vergleichen. Auf der Seite 97 ist eine Übersicht der verschiedenen publizierten Referenzwerte gegeben.

2.3. SERUM AMYLOID A BEIM PFERD

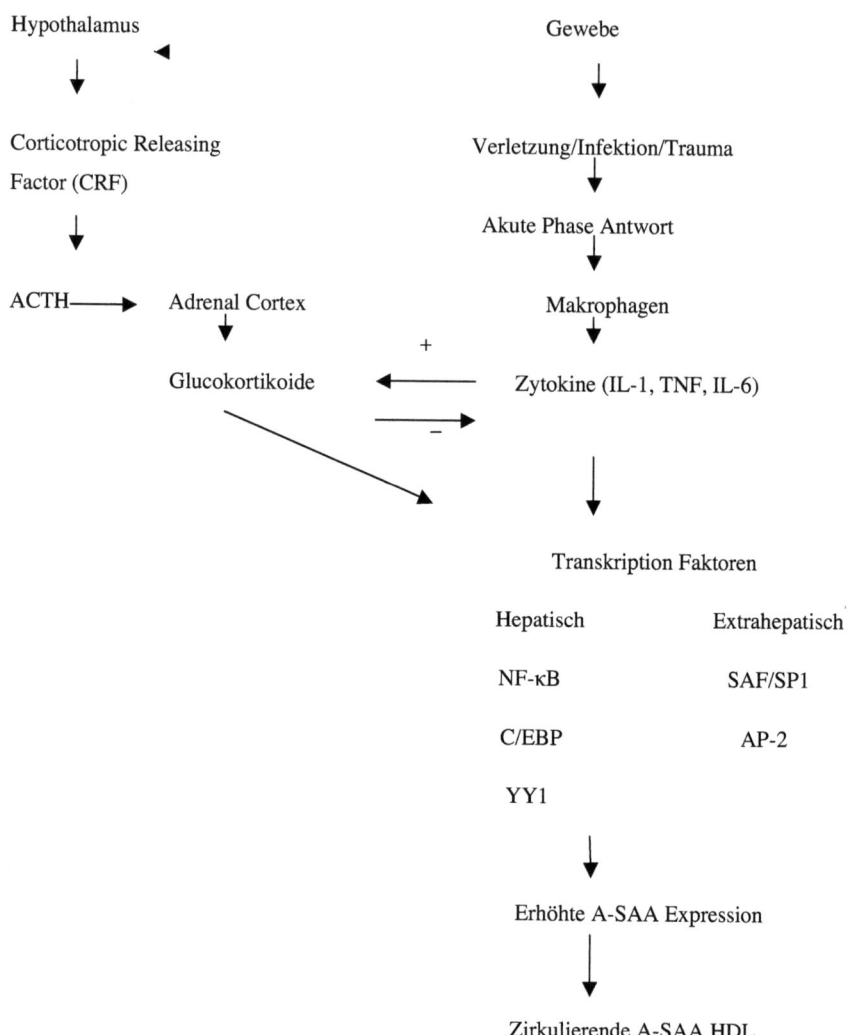

Fig. 1: *Induktion der A-SAA während Akute Phase Antwort (übernommen von UHLAR u. WHITEHEAD 1999). Induktion der akuten Phasen Proteine in der Geweben durch Inflammatorische Stimulus. Dies führt zu Freisetzung der Zytokine aus Makrophagen. Das verursacht die Veränderung der Transkriptionsfaktoren in verschiedenen Geweben. Das resultiert sich in erhöhte A-SAA Expression und folgend erhöhter Protein Konzentration. Die Produktion der Glukokortikoiden durch Adrenal Cortex ist auch dargestellt. Sie werden upreguliert durch inflammatorische Zytokine und erhöhen A-SAA Synthese, aber Kortikosteroiden downregulieren auch die Akute-Phase-Response.*

Das Protein Serum-Amyloid-A wurde als ein wichtiges akutes Phase-Protein beim Menschen und mehreren Tierarten, einschließlich des Pferdes, identifiziert. Dieses Protein ist praktisch nicht im Serum von gesunden Pferden vorhanden, die Plasma-Konzentrationen erhöhen sich aber während einer akuten Phase-Reaktion bei jedem Prozess, der zu Gewebeschäden führt(z.B. Infektionen, Trauma, Operationen, Neoplasie) (O`HARA et al., 2000; HULTEN et al., 2002a,b; JACOBSEN et al., 2005 a, b, 2007, 2008; MILLER et al., 2007; CYWINSKA et al., 2010). Das Equine Serum Amyloid A reagiert schnell und sehr empfindlich und ist damit ein Marker einer Entzündung beim erwachsenen Pferd und Fohlen. Der Spiegel dieses Protein erhöht sich während der infektiösen und der nicht-infektiösen Entzündung bis auf das 1000-fache des Normal-Wertes (PEPYS et al., 1989; NUNOKAWA et al., 1993; HULTEN et al., 1999a, b; HULTEN et al., 2002 a, b; UPRAGARIN et al., 2005; POLLOCK et al., 2005; JACOBSEN et al., 2007; CYWINSKA et al., 2010).

Nach der Literatur kann die Konzentrationen von SAA die zugrunde liegenden Erkrankung reflektieren, was zum Beispiel die Überwachung der

Veränderungen in den Krankheits- Phasen und das Ansprechen auf die Therapie, Prognose und Erkennung der Ausbreitung von Infektionen in Herden ermöglicht (STONEHAM et al., 2001; HULTEN et al., 2002a,b; JACOBSEN et al., 2006a,b, 2007, 2008).

Die Erhöhungen der Serum-Konzentration von SAA wurden bei Pferden mit experimentell induzierter Entzündung und mit verschiedenen Krankheiten wie Arthritis, Sepsis, Pneumonie, Abszess, Drüse, viralen Infektionen, Koliken und neonatale Fohlen mit Infektionskrankheiten dokumentiert (CHAVATTE et al., 1992; NUNOKAWA et al., 1993; VANDENPLAS 2005; JACOBSEN 2006 b,c; HULTEN 1999a; STONEHAM 2001; JACOBSEN et al.,2007;PALTRINIERI 2008).

Sequentielle SAA-Messungen sind damit potenziell eine nützliche Hilfe bei den Patienten in der Pferde-Klinik, einschließlich der Bewertung der Therapie-Strategie (JACOBSEN et al., 2007).

Das Serum Amyloid A Familie kann in zwei Gruppe nach ihre Reaktionsprofil eingeteilt werden (UPRAGARIN et al., 2005). Die Akute Phase SAA (A-SAA) und Konstitutive SAA(C-SAA). Im Gegensatz zu den A-SAA ist die C-SAA während Akute Phase Antwort minimal induziert, mit normalen und Akute Phase HDL assoziiert. A-SAA wird hauptsächlich von Hepatozyten, C-SAA sowohl in der Leber und in anderen Organen produziert. Konstitutive SAA wurden in zwei Arten beim Menschen und bei der Maus beschrieben. Die Rolle der C-SAA ist nicht vollständig geklärt (UHLAR u. WHITEHEAD 1999; UPRAGARIN et al., 2005).

Equines SAA ist ein heterogenes Apolipoprotein mit 9-11 Kilodalton (HUSEBEKK et al., 1986; PEPYS et al., 1989; CHAVETTE et al., 1992;

NUNOKAWA et al., 1993; HULTEN et al., 1999 a,b). Es zirkuliert mit Fraktion 3 der High Density Lipoproteine (HDL3) im Serum und ist ein Non-Glykoprotein (HUSEBEKK et al., 1986; JENSEN u. WHITEHEAD 1998; UHLAR&WHITEHEAD 1999; JACOBSEN et al., 2007). Es wird von verschiedenen Genen kodiert mit hohen allelischen Variationen (JACOBSEN et al., 2005a). Während der APR besteht 30 bis 50 % der HDL3 aus SAA (HULTEN et al., 1997). Equines SAA wurde zum ersten Mal von HUSEBEKK et al., 1986 isoliert und wurde quantifiziert durch des Einsatz der Single Radial-Immunodiffusionstest (SRID)-Methode im Jahr 1993 (NUNOKOWA et al., 1993).

Die Blut-Spiegel der SAA Protein steigen nach 16 h-Entzündung und erreicht Höchst-Werte innerhalb von 36 bis 48 h (PEPYS et al., 1989; HULTEN et al., 2002a; JACOBSEN et al., 2007; PALTRINIERI et al., 2008). Eine Rückkehr in den Referenzbereich innerhalb von 3 bis 5 Tagen ist möglich (HULTEN et al., 1999b; SATOH et al., 1995; JACOBSEN et al., 2005a, 2006a).

A-SAA wird hauptsächlich in der Leber synthetisiert (JACOBSEN et al., 2006 a, b, c). Die Synthese von SAA beginnt in der Leber kurz nach entzündlichen Reizen. Hepatozyten sind die wichtigste Quelle von SAA aber eine extrahepatische Produktion von SAA wurde in einer Vielzahl von Arten und Gewebe festgestellt (MARHAUG et al., 1997; URIELI-SHOVAL et al., 1998; MCDONALD et al., 2001; UPRAGARIN et al., 2005; JACOBSEN et al., 2005b, 2006b; URIELI-SHOVAL et al., 2010).

Mehrere Isoformen des SAA wurden in akuter Phase Serum von mehreren Arten einschließlich der Pferde festgestellt (HULTEN et al., 1997; JACOBSEN et al., 2006a). Equines SAA zeigt drei zirkulierende Akute Phase Isoformen

(HULTEN et al., 1997). In Tierarten wie Maus, Kaninchen, Pferd und Rind ist die SAA-Isoform in extrahepatischem Gewebe während der Entzündung SAA3. Dies steht im Gegensatz zu den Menschen, wo SAA1 und SAA2 extrahepatisch gebildet werden (JACOBSEN et al., 2005b; MCDONALD et al., 2001; VALLON et al., 2001). Die wichtigsten extrahepatische SAA-Isoform bei Tierarten ist SAA-3 (UPRAGARIN et al., 2005). A-SAA wird synthetisiert extrahepatisch von Makrophagen, Endothelzellen und glatten Muskelzellen und befindet sich in großen Mengen in arteriosklerotischen Läsionen beim Mensch (JENSEN&WHITEHEAD 1998; UPRAGARIN et al., 2005). A-SAA wurde auch lokalisiert, in einer breiten Palette von histologisch normalem Geweben, darunter Magen, Darm, Bauchspeicheldrüse, Nieren, Lunge, Tonsillen, Schilddrüse, Hypophyse, Plazenta, Prostata, Haut, Gehirn, Synovialgewebe und Knorpel(Chondrozyten) (UPRAGARIN et al., 2005). Es scheint, dass sich bei verschiedenen Tierarten extrahepatisch produzierte Isoformen, wie z.b. im Euter bei Rindern und im Gelenk bei Pferden, von den in der Leber synthetisierten Formen unterscheiden (MCDONALD et al., 2001; JACOBSEN et al., 2005a, 2006b). Bei Pferden wird SAA3 lokal in der Milchdrüse und im Gelenk synthetisiert. Das Protein wird in normalen Kolostrum und Synovialflüssigkeit von Pferden mit experimentell induzierter aseptischer und natürlich vorkommender septischer Arthritis nachgewiesen (MC DONALD et al., 2001; JACOBSEN et al., 2006b, c).

Die extrahepatische Synthese von SAA findet vor allem in Endothelzellen und Epithel der Organe der Kommunikation mit dem externen Umfeld statt (z.B. Magen-Darm-Trakt, Brustdrüsen und Atemwege), was darauf hindeuten könnte, dass die extrahepatischen Expression von Serumamyloid A Isoformen wie SAA3 eine wichtige Rolle bei den Host-Abwehrmechanismen und zum Schutz gegen eindringende Keimen spielt und ein Teil der ersten Verteidungslinie gegen eindringende Mikroorganismen und Verletzungen ist (JACOBSEN et al., 2007; METTE et al., 2010).

Mamma-assoziierte SAA3 wurde bei stark erhöhten Werten in Kolostrum der Rindern, Pferden und Schafen als Teil eines nichtpathologischen Prozesses nachgewiesen und niedrige Werte wurden in Milch gefunden. Es wurde zwischen Milch-SAA und Serum-SAA keine Korrelation gefunden (MCDONALD et al., 2001).

Ein Kolostrum-assoziierten Isoform des Serum Amyloid A Proteins verhindert intestinale Infektionen und Entzündungen durch Induktion von Mucin Expression in intestinalen Epithelzellen beim Mensch (LARSON et al., 2003).

Endometriale Expression von SAA mRNA wurde bei der Stuten vor und nach intrauteriner Herausforderung mit E. coli gefunden. Das deutet darauf hin dass SAA im Endometrium der Pferde synthetisiert wird (METTE et al., 2010).

Die gesamte Sequenz des Pferdes SAA-Protein wurde von SLETTEN. et al., im Jahr 1989 veröffentlicht.

Serum Amyloid A wird in der Leber abgebaut und der Plasmaspiegel von SAA sinkt nach Beendigung der Synthese. Das SAA Protein hat kurze HWZ und kürzer als 1 Tag beim Mensch und wird aus dem Plasma schnellere als andere HDL Apoproteinen wie Apolipoprotein A-I (ApoA-I), dieses Protein in 4-6 Tage HWZ beim Menschen hat, entfernt (UHLAR&WHITEHEAD 1999).

Änderungen in den SAA-Konzentrationen bei Pferden mit experimentell-induzierter Entzündung zeigen, dass SAA ein sensibles Akute-Phase-Reaktives Protein bei Pferden ist. Die individuellen Unterschiede in den Veränderungen in der SAA-Konzentration deuten darauf hin, dass die Werte für die SAA-Konzentration im Zusammenhang mit des entzündlichen Zustandes stehen. Die SAA-Konzentration sank mit dem Verschwinden der lokalen Entzündung nach der Behandlung wodurch sich die Heilung gut widerspiegelt (HULTEN et al., 2002a, b; JACOBSEN et al., 2007, 2008).

Dies beruht auf der kurzen Plasma-Halbwertszeit des SAA-Protein-Wertes (Bei Labor- Nagetieren eine HWZ von 30 min bis 2 Stunde) (UHLAR&WHITEHEAD 1999). Diese Eigenschaften machen SAA gut geeignet für die Echtzeit-Überwachung der akuten Entzündung und der Gewebeschädigung und so handelt es sich um ein potenziell wertvolles Hilfsmittel für die klinische Beurteilung des Patienten. Dieses kinetische Profil der SAA-Reaktion macht es einem hervorragender Indikator für Entzündungen (JACOBSEN et al., 2007).

Amyloid-A ist ein wichtiges Protein, das sich im Gewebe während bestimmten entzündlichen Bedingungen akkumuliert; SAA ist der Vorläufer von Amyloid A (SATOH et al., 1995, HULTEN et al., 1997). SAA ist größer als Amyloid A aber ansonsten identisch mit Amyloid A (HUSEBEKK et al., 1986).

Amyloid-A-Protein wurde erstmals in humanem Serum gefunden und wurde von verschiedenen Tierarten isoliert (SLETTEN et al., 1989).

Amyloid A und SAA sind strukturell einig, und auch phylogenetisch stark verwandt (JACOBSEN et al., 2005b, 2006a). Sie spielen eine wichtige Rolle in der Modulation der Antwort auf infektiösen und entzündlichen Prozesse bei unterschiedlichen Wirbeltieren (UHLAR u.WHITEHEAD 1999). Pro-Inflammatorische Zytokine wie Interleukin-1, Interleukin-6 und Tumor-

Nekrose-Faktor-α sorgen für eine vermehrter SAA-Synthese (JACOBSEN et al., 2006 a, b, c).

Das A-SAA Gen-Transkript wird vor allem durch IL-1 und TNF-α induziert, IL-6 hat kaum Auswirkungen von sich selbst, aber kann aber in Synergie mit IL-1 und TNF-α agieren, um eine massive Induktion der A-SAA zu erreichen. Glukokortikoide erhöhen auch die durch Zytokine vermittelte A-SAA Gen-Transkription. Darüber hinaus, kann A-SAA auch in der post-transkriptionellen Ebene induziert werden (JENSEN u.WHITEHEAD, 1998; UHLAR&WHITEHEAD 1999).

Die Serum Amyloid A (SAA) Proteine umfassen eine Familie von Apoproteinen, die in Reaktion auf Zytokine von aktivierten Monozyten / Makrophagen synthetisiert werden. Akute Phase Protein Konzentrationen wurden dafür als objektiv- biochemische Indizes der Krankheit bei einer Reihe vom verschiedenen entzündlichen Prozessen befürwortet. Klinische Studien in großen Gruppen von Patienten mit einer Vielzahl von Erkrankungen bestätigen die schnelle Produktion und den außergewöhnlich breiten Dynamikbereich der SAA Antwort (JACOBSEN et al., 2007).

Eine längere Stimulation der akuten Phase-Reaktion besonders bei einer Erhöhung des SAA Produktion ist eine Voraussetzung für die Entwicklung von reaktiver oder sekundärer Amyloidose (SLETTEN et al., 1989; JENSEN u. WHITEHEAD 1998; JACOBSEN et al., 2007).

Von einer Vielzahl von entzündlichen und Antigenen Reizen die Makrophagen aktivieren ist bekannt, dass sie AA-Amyloidose in verschiedenen Tieren induzieren können. Die sogenannten Serumpferde, die über eine Reihe von Jahren immer wieder mit vor allem Tetanus Toxoid zur Produktion von verschiedenen Antiseren eingesetzt werden, neigten zur Entwicklung reaktiver Amyloidose (HUSEBEKK et al., 1986).

Die Serumspiegel von SAA sind bei einer Reihe von chronisch-entzündlichen und neoplastischen Erkrankungen, die möglicherweise zu Amyloidose, prädisponieren, erhöht (JENSEN u. WHITEHEAD 1998).

Die Existenz sowohl von positiven als auch von negativen Kontrollmechanismen, die die rasche Induktion von A-SAA Produktion zur Erfüllung ihrer Host-Schutz-Funktionen sicherstellen und ebenso die Sicherung, dass die Produktion rasch wieder zum Ausgangwert zurückkommt, ist notwendig (UHLAR u. WHITEHEAD 1999).

SAA hat sich auch als nützlicher Marker in der Humanmedizin etwa bei rheumatischen Erkrankungen, Herz Erkrankungen, und neoplastischen Erkrankungen erwiesen (O´HARA 2000, 2004; KOGA et al., 2008; MOBASHERI et al., 2010; HOGDALL et al., 2010; URIELI-SHOVAL et al., 2010).

Beim Menschen, ist von der SAA bekannt, dass sie den zuverlässigsten Marker für die Überwachung der Reaktion auf antimikrobieller Therapie bei Patienten mit Infektionen der Harnwege darstellt. Es wurde auch für die Unterscheidung von infektiöser und Pyrexie von unbekannter Herkunft bei akuten Leukämie-Patienten herangezogen (STONEHAM et al., 2001).

Die rasche Erhöhung nach mikrobieller Invasion macht diese Proteine auch nützlich für die Veterinärmedizin (JACOBSEN et al., 2006 a, b).

Neuere Studien weisen darauf hin, dass SAA eben der empfindlichste nicht-invasive biochemische Marker für Allograft Ablehnung ist. Darüber hinaus wurde SAA als Indikator für die Allograft-Abstoßung (MALLE u. DE BEER 1996) und zur Überwachung der operativen Erholung und für die Vorhersage von Komplikationen und die Ergebnisse nach Trauma und Verbrennungen verwendet (JACOBSEN et al., 2007).

Serum Amyloid A steigt beim Menschen stärker an als Reaktion auf bakterielle Infektionen als auf Virale Impulse, parasitäre Infektionen (MALLE u. DE BEER 1996; NAKAYAMA, et al., 1993; PEPYS et al., 1989). Es hat sich auch gezeigt, dass der Test der SAA in Kombination mit CRP bei der Diagnose einer akuten Virusinfektion sinnvoll ist (SATOH et al., 1995). SAA Antwort erfolgt in ähnlichem Zeitrahmen wie bei CRP. Serumkonzentrationen von SAA und CRP korrelieren gut auch beim Menschen (NAKAYAMA et al., 1993) und Pferd (NUNOKAWA et al., 1993).

Die Reaktion der SAA ist sensibler und stärker als jene der CRP. Diese zwei akuten Phase-Proteine aber werden durch die gleichen Zytokine, (interleukine-6) induziert (NUNOKAWA et al., 1993).

Serien-Studien zeigen, dass eine effektive antimikrobielle Therapie mit einem raschen Rückgang der SAA assoziiert werden kann. Wenn das nicht passiert dann ist die primäre Behandlung ungeeignet(JACOBSEN et al., 2007).

Zusätzlich zu den Veränderungen in der Serum-Konzentrationen der akuten Phase-Proteine, gibt es eine beträchtliche Anzahl von anderen hämatologischen und hämobiochemischen Veränderungen, die während der akuten Phase-Reaktion stattfinden (JACOBSEN et al., 2005a).

Erhöhte Werte von SAA und Fibrinogen wurden bei Pferden nach Kastration und anderen chirurgischen Eingriffe (HULTEN et al., 1999a; JACOBSEN et al.,

2009) und bei Pferden die an Neugeborenen Infektionen, Influenz und Herpes-Virus-Infektion, Pneumonie und andere Infektionen litten, festgestellt (PEPYS et al., 1989; CHAVETTE et al., 1992, NUNOKAWA et al., 1993; HULTEN et al., 1999b, HULTEN et al., 2002a, 2003, DUGGAN et al., 2007).

In der Pferdemedizinischen Praxis sind bis jetzt am häufigsten benützte Akute-Phase-Proteinen SAA, Fibrinogen und Haptoglobulin (FAZIO et al., 2010).

Beim Pferd stellt Serum Amyloid A (SAA) das einzige zur Zeit bekannte Major APP dar (CYWINSKA et al., 2010; BUSK et al., 2010). Haptoglobulin und Fibrinogen gelten aufgrund ihrer Verlaufskurve während einer APR als moderate APP des Pferdes (MURATA et al., 2004; FAZIO et al., 2010). Fibrinogen, SAA, α1-Säure-Glykoprotein, CRP, Haptoglobin und Ceruloplasmin wurden zur Auswertung als Akute-Phase-Protein bei Pferden vorgeschlagen. SAA zeigte die schnellste Reaktion auf entzündliche Reize (bei EHV-1, Drüse, Kolik, Durchfall, Neonatal Erkrankungen) und die Konzentration war am zweiten Tag nach der Behandlung auf den hundertfachen Wert gestiegen. Alpha1-Säure-Glykoprotein war der nächste mit Erhöhung reagierende Wert, er stieg 1,5 bis 2-fache der Werte vor der Behandlung auf dem 2. bis 3. Tag gefolgt von CRP. Dieses wies eine Steigerung auf das 5 bis 6 fache auf der 3. bis 4. Tag nach der Behandlung auf. Haptoglobulin war am 4. bis 5. Tag zwischen 1,5- und 9-mal erhöht. Fibrinogen stieg 1,7 bis 2-mal auf den 4. bis 6. Tag nach der Behandlung. Die Reaktion der Ceruloplasmin war langsam, mit einer Konzentrations-Erhöhung 1,5 bis 2-mal über dem Ausgangsspiegel 6 bis 7 Tag nach der Behandlung (NUNOKAWA et al., 1993).

Die Bestimmung von SAA in Verbindung mit langsamer reagierenden akuten Phase-Proteinen wie Fibrinogen kann Informationen darüber geben ob ein Pferd entweder eine aseptische oder septische Entzündungskrankheit hat oder vor kurzer Zeit hatte. (JACOBSEN et al., 2008).

Im Vergleich mit herkömmlichen Markern der Entzündung (z. B. Fibrinogen und Leukozyten Zahl), wurde über SAA wiederholt berichtet, dass dies ein sensitiver Indikator von Pferden mit Entzündungen und Gewebeschäden ist (CHAVETTE et al., 1992; NUNOKAWA et al., 1993; HULTEN et al., 2002a; JACOBSEN et al., 2005; JACOBSEN 2006a,b,c). Jedoch sind der Literatur auch nur geringe Korrelation zwischen SAA und anderen entzündlichen Marker zu entnehmen. So korrelierten bei Fohlen, die an infektiösen und nicht-infektiösen Krankheiten litten, weder Fibrinogen noch die Gesamtleukozytenzahl mit SAA-Konzentrationen im Plasma (CHAVETTE et al., 1992; HULTEN et al., 2002a).

Nach Abklingen der Krankheit sank die SAA Serum-Konzentration sehr schnell, wodurch sich die die Heilung gut widerspiegelt (HULTEN et al., 2002a).

Lipopolysaccharide und Infektionen mit gramnegativen Bakterien sind als potente Induktoren der Akute-Phase-Reaktionen bekannt (METTE et al., 2010).

Bei Bakteriellen Infektionen sind signifikant hohe Konzentrationen von SAA im Vergleich zu virale und parasitäre Infektionen nachweisbar (MALLE u. DE BEER 1996). Serielle Studien zeigten dass Effektive antibiotische Therapien sind mit dem schnellen Rückfall von SAA-Werten assoziiert sind (NUNOKAWA et al., 1993). Das kann für die Bestätigung der Diagnose und Einwirkung der Therapie hilfreich sein. Wenn SAA-Werte nicht auf Basiswert sinken, dann könnte es behauptet werden, dass die primäre Diagnose nicht richtig ist oder es gibt eine andere zugrunde liegende Krankheit oder die Therapie ist nicht effektiv (PEPYS et al., 1989).

Allerdings ist die Verwendung des SAA für die routinemäßige Diagnostik in der Pferde-Klinik erschwert durch das Fehlen von kommerziell verfügbaren schnelle, zuverlässigen und automatisierten Methoden, mit denen eine Routine-Diagnostik möglich ist (JACOBSEN et al., 2006a).

Mehrere Methoden sind für den Nachweis von SAA bei Pferden beschrieben worden. Aber es gibt keine geeignete Methoden für die Messung des Serum Amyloid A Proteins in der Tierärztlichen Praxis. Die beschriebene Methoden sind für Forschungszwecke geeignet oder sie benötigen Ausrüstung, die nur in großen diagnostischen Laboratorien vorhanden sind (JACOBSEN et al., 2008).

Methoden zur Bestimmung von Pferde-SAA waren umständlich durchführen und benötigen automatisierte Analysatoren. Diese Tests umfassen Electro Immunoassay (PEPYS et al., 1989), Single Radial Immunodiffusion(NUNUKOWA et al., 1993) Slide reversed latex agglutination (WAKIMOTO et al., 1996), non-competitive chemiluminescence enzyme immunoassay (HULTEN et al., 1999b), Elisa (SATOH et al., 1995), Test mit Latex Agglutination immunoturbidimetric Prinzip (STONEHAM et al., 2001; JACOBSEN et al., 2006a)

Ein Test wurde von JACOBSEN et al., 2008 in der Klinik zur Messung der Pferd-SAA vorgesehen. Diese ist Equinostic EVA1(Eqinostic ApS, Birkerrod, Denmark).Equinostic EVA1 ist ein Immunoturbidometricassay(JACOBSEN et al., 2008, 2009; HILLSTRÖM et al., 2010).

Equinostic Assay misst SAA bei Pferden mit ausreichender Sicherheit für die klinische Diagnostik. Ergebnisse können innerhalb von 30 Minuten erhalten werden, der Test ist damit geeignet für den Einsatz in Pferde-Praxis.

SAA ist ein unspezifischer Entzündungsmarker. Erhöhte Konzentration von SAA ist die empfindlichste Methode bei Pferden um Entzündungen zu bestimmen. Andere Tests von Entzündungen wie Gesamt-Leukozytenzahl, Differenzial-Leukozytenzahl und Fibrinogenkonzentrationen sind leicht verfügbar. Aber diese sind eher unempfindliche Indikatoren für entzündliche Erkrankungen bei Pferden(HILLSTRÖM et al., 2010).

Der Anstieg der SAA-Konzentration korreliert mit der Schwere der klinischen Symptome (HULTEN et al 1999a; JACOBSEN et al., 2006c) und mit der Intensität des chirurgischen Traumas (JACOBSEN et al., 2009).

2.3.A. FUNKTIONEN DES SERUM AMYLOID A PROTEINS

A-SAA spielt eine protektive Rolle während Infektionen, aber seine präzise Rolle ist zum Teil unbekannt. Mehrere Funktionen wurden während in-vitro Studien festgestellt. So beeinflusst SAA unterschiedliche Funktionen von Leukozyten wie z.B der respiratorischer „Burst", der Chemotaxis, die Phagozytose. Es beeinflusst auch die Synthese der Inflammatorischen Mediatoren, der Lipid-Transport zu den entzündeten Geweben und es induziert die Matrix Metalloproteinase Produktion (JACOBSEN et al., 2007).

In-vitro Studien haben gezeigt dass SAA ein chemoattractant für Immunzellen sowie Monozyten, Leukozyten, Mastzellen und T-Lymphozyten sind (KOGA et al., 2008). Lokale Produktion von A-SAA in entzündete Körperregionen kann für eine aktive Rekrutierung dieser Zelltypen führen (UHLAR u. WHITEHEAD 1999). Diese Vorgänge finden statt weil-SAA die Migration, die Adhäsion und die Gewebeinfiltration von zirkulierenden Monozyten und polymorphkernige Leukozyten induzieren kann (BADOLATA et al., 1994; O'HARA et al., 2000). A-SAA hat Einfluss auf Synthese oder Freisetzung von Entzündungsmediatoren (MALLE&DE BEER et al., 1996). Es werden durch Proinflammatorische Zytokine sowie IL-6, TNF-α, IL-8 und IL-1ß freigesetzt (KOGA et al., 2008). Weiter kommt es durch-SAA zur Freisetzung von ECM-Abbauenden Enzyme (Matrixmetalloproteinasen) sowie von Kollagenase, Stromelysin, MMP2, MMP3. Diese Substanzen sind für Reparatur nach den Gewebeschäden wichtig (VALLON et al., 2001).

Bei degenerativen Gelenkerkrankungen sowie Rheumatoider Arthritis spielt die lange Anwesenheit von A-SAA und die konsequente langfristige Produktion der Matrixmetalloproteinasen, sowie von Kollagenase, Stromelysin eine Rolle (UHLAR u. WHITEHEAD 1999). Die Produktion von Kollagenase, Stromelysin durch synovialen Fibroblasten kann durch Kaninchen-SAA3 induziert worden (MCDONALD et al., 2001).

Bei rheumatoider Arthritis ist SAA ein starker IL-6-Induktor in der Snynovialmembran beim Mensch (KOGA et al., 2008).

Reichliche Produktion des A-SAA Proteins sezerniert bei Menschen mit RA und weitere inflammatorische Arthritiden. In den Fibroblast-ähnliche Synoviozyten konnte die Expression von A-SAA mRNA und FPRL1 (formyl peptide receptor like 1) mRNA nachgewiesen worden. In FLS (fibroblast-like synoviocytes), Makrophagen und Endothelial Zellen der Synovialgewebe von Patienten mit RA und übrige inflammatorische Arthritis beim Mensch wurden A-SAA isoliert. Die A-SAA Synthese wird durch proinflammatorische Zytokine geregelt. Rekombinantes humanes A-SAA Protein induziert MMP-1 und MMP-3

Sekretion durch die FLS. Die upregulation des A-SAA und FPRL1 Gen in entzündeten Synovialgewebe kann eine wichtige Rolle in der Pathophysiologie entzündlicher Arthritis spielen. SAA ist eine chemoattraktiver Ligand für den menschlichen N-Formyl Peptid Rezeptor –Like1(FPRL1) (O´HARA et al., 2004; KOGA et al., 2008).

SAA erhöht die Bildung und Sekretion von den Cyclooxgenase Metaboliten TXA2, PGE2 und PGF2. Diese Cyclooygenase sind potent Mediatoren der Entzündung. Sie sind beteiligt an Platelet-Gefäß Wand Interaktionen und an der Regulation von Tonus und Hämostase der Blutgefäße (MALLE et al., 1997).

2.3.B. LIPID-BEZOGENEN FUNKTIONEN VON SAA

Die A-SAA sind multifunktionale Apolipoproteine, die an Cholesterin Transport und Metabolismus beteiligt sind (JENSEN u. WHITEHEAD 1998).

A-SAA befördert den Lipid Transport zum entzündeten Gewebe (UHLAR u. WHITEHEAD 1999).

A-SAA erleichtert die Aufnahme und Entfernung des Cholesterins aus dem entzündlichen Bereich. A-SAA moduliert den reversen Cholesterintransport um die Beseitigung des Cholesterins von sterbenden Zellen an den entzündeten Bereich zu ermöglichen (JENSEN u. WHITEHEAD 1998).

2.3.C. ANTI-INFLAMMATORISCHEN ROLLE VON A-SAA

A-SAA unterdrückt die Immunreaktion auf Antigene durch seine Einwirkung auf die T-Zell-Makrophagen-Interaktionen waren auch die T-Helfer-Lymphozyten Funktion beteiligt war. Es wurde festgestellt dass Human A-SAA ein potenter Inhibitor der Lymphozyten Funktion ist. Eine mögliche Feedback Beziehung besteht zwischen SAA und den immunregulatorischen Zytokinen. So hemmt das A-SAA das durch IL-1 und TNF-induziertes Fieber in Mäusen. Auch die Thrombozytenaggregation wird durch A-SAA gehemmt-SAA induziert weiters noch Prostaglandin I2, welches auch ein Antiaggregation Agent ist. Diese Befunde legen nahe, dass A-SAA pro-inflammatorische Ereignisse während Akute-Phase-Reaktion hemmt. A-SAA bindet an Neutrophilen und ähnlich wie andere Apolipoproteine wie z.b. Apo A-I wird der respiratorische Burst Antwort gehemmt. Hierdurch kann SAA während der Entzündungen oxidative Schädigungen verhindern. Dieser Effekt ist wahrscheinlich von der Konzentration abhängig. Rekombinantes A-SAA kann die Migration und Degranulation der Neutrophilen hemmen in der akute Phase einer Entzündung. Die gesammelten Fakten legen nahe, dass A-SAA ganz unterschiedliche Auswirkungen hat, je nach ihrer lokalen Konzentration (UHLAR u. WHITEHEAD 1999).

2.3.D . REGULIERUNG DER A-SAA EXPRESSION

Die vielen Mechanismen, die frühen und späten Phasen der Akute-Phase-Reaktion kontrollieren, bilden ein komplexes Netzwerk von Up- und Down-Regulierung der Signale und diese Änderungen beeinflussen die differentielle Produktion von Akute-Phase-Proteine (JENSEN u. WHITEHEAD 1998). Die hepatische Produktion von A-SAA kann wie folgt zusammengefasst werden. Nach der Herstellung der pro-inflammatorischen Zytokine an dem Entzündungsort binden sie an ihren Rezeptoren (TNF-R55, TNF-R75, IL-1RI und IL-6R) in der Leber. Die Stärke der Signaltransduktion kann noch erhöht werden durch Glukokortikoide. Eine Einschränkung der Effekte wird bewirkt als lösliche Rezeptoren wie sTNF-R55 und sTNF-R75 und sIL-1RII sezerniert werden. SAA Synthese wird hauptsächlich durch IL-1, TNF-Alpha, IL-6 und Glukokortikoiden auf transkriptionaller aber auch auf post-transkriptionaller Ebene reguliert.

2.3.E SAA-REFERENZ WERTE

Es gibt verschiedene Angaben über die Höhe der SAA Konzentrationen bei klinisch gesunden Pferden und auch solchen die gefunden wurden bei unterschiedlichen Erkrankungen. Abhängig des angewandten Tests lassen sich die Werte immer leicht mit einander vergleichen. Was den Vergleich dazu noch behindert ist dass die Autoren die Konzentrationen in unterschiedlichen

Einheiten angegeben. Auf der Seite 105 ist einer Übersicht der verschiedenen Referenzwerte gegeben.

2.3.F. SAA BEI ARTHRITIDEN BEIM PFERD

SAA können in Equinem Serum und Plasma, aber auch in der Synovialflüssigkeit gemessen werden (JACOBSEN et al., 2006 a,b,c). Damit können Sie auch für die Überwachung der Wirkung der Behandlung herangezogen werden. Studien über SAA Reaktion bei Gelenkserkrankungen bei Pferden sind limitiert, aber es ist schon bekannt, dass die SAA-Konzentrationen im Serum als auch in der Synovialflüssigkeit nach Induktion einer experimentellen Arthritis steigen (HULTEN et al., 2002b; JACOBSEN et al., 2006b). Pferde mit septischer Arthritis haben hohe SAA-Konzentrationen im Serum und Synovialflüssigkeit. Nach erfolgreicher Behandlung einer septischen Arthritis sinkt der SAA-Konzentration im Serum auf den Basisniveau (JACOBSEN et al., 2006 b,c).

JACOBSEN et al., 2006b befürworteten die Bestimmung von SAA-Konzentration in der Synovialflüssigkeit für die Überwachung intraartikulärer Entzündungen Verläufe.

SAA würde stärker erhöht sein bei Pferden mit ernsthaften entzündlichen Gelenkserkrankungen. Darum ist bei einem Fall von septischer Arthritis mit höhere SAA-Konzentrationen zu rechnen als bei eine entzündlichen nicht septischen Arthritis wie z.B. Osteochondrosis oder chronische Osteoarthritis (JACOBSEN et al., 2006 b, c).

In der Studie von JACOBSEN et al., 2006c war in allen Serumproben von gesunden Kontrollen SAA niedriger als die Nachweisgrenze des Assays (0,48 mg/L).

Die Synoviale SAA-Konzentration werden nicht von 4 täglich nach einander durchgeführte Arthrocenteses beeinflusst (JACOBSEN et al., 2006c).

SAA-Konzentrationen in der Synovialflüssigkeit erhöhen sich 4 bis 8 Stunden nach der Induktion der experimentellen Arthritis (JACOBSEN et al., 2006c). Eine Erhöhung der SAA-Konzentration in der Synovialflüssigkeit wurde bei Pferden und Menschen mit experimentell induzierter oder natürlich vorkommender aseptischer entzündlicher Arthritis festgestellt (HULTEN et al 2002b; JACOBSEN et al., 2006b).

Die Konzentrationen von SAA im Serum und Synovialflüssigkeit können die intraartikulär entzündliche Aktivität bei Pferden beim Arthritis wiederspiegeln, das bedeutet beim hochgradig entzündeten Gelenke sind die SAA Werte hoch, beim geringgradig entzündeten Gelenke wie Osteoarthritis oder Osteochondrosis dissecans sind die SAA-Werte niedrig oder unter der Nachweisgrenze des Test (JACOBSEN et al., 2006c).

JACOBSEN et al., 2006b konnten ermitteln, dass beim Pferde mit Lipopolysaccarid-induzierter Arthritis nach der LPS Injektion die Leukozytenzahl im Blut und SF innerhalb 4 h erhöht war und nach 12 h den Höchstwert erreichte. Der SAA-Werte erreichte im Serum und SF 48 h nach LPS Injektion den Höchstwert. Die SAA-Konzentration sank rasch auf den Basis-Wert ab, hingegen sank die Leukozytenzahl nur langsam ab. Das SAA-Reaktion war abhängig von der LPS-Dosis. Das heißt die im Serum- und SF gemessene Konzentration an SAA war signifikant niedriger nach Injektion von 1 µg als nach Injektion von 3 µg. Leukozyten-Zahlen in SF waren auch abhängig von LPS-Dosis.

HULTEN et al., 1999b berichteten dass SAA-Serums-Konzentration im Bereich von 3 -1210 mg / L gemessen werden konnten. Der Referenzwert von SAA beim klinischen gesunden Pferd wurde im Bereich <7 µg/ml ermittelt. Das SAA- Reaktion ist nach einer Operation konsistent, mit Peak-Konzentrationen am Tag 2 und Rückkehr zu normalen SAA-Konzentration innerhalb von 8 Tagen. Die aseptische Arthritis produziert eine SAA Reaktion mit einem Muster ähnlich wie nach einer Gelenksoperation, mit Peak-Konzentrationen an Tag 4 und 5. SAA ist also ein sensibler aber unspezifischer Marker für Entzündungen.

HULTEN et al., 2002b finden dass neben SAA auch Haptoglobulin, Fibrinogen und α2-Globulin-Konzentrationen bei Pferden mit nicht-septischen Arthritiden erhöht sind. Bei einer Amphotericin B- induzierten Arthritis waren die Konzentrationen von SAA, Haptoglobulin, Fibrinogen und α2- Globuline im Serum erhöht. Dabei war SAA war im Vergleich zu anderen Entzündungsmarker am meistens erhöht.

Die experimentell induzierte nicht-infektiöse Arthritis löst also eine systemische APR aus. Bis zum fünften Tag steigt die Konzentration, beginnt danach abzusinken bis zu Tag 15. Dies bedeutet, dass die Synovitis/Kapsulitis durch ihre Produktion und Freisetzung von Zytokine eine verstärkte hepatische Abgabe von APP auslöst. Vor allem IL-1, IL-6 und TNF-α und anderen Entzündungsmediatoren, wie z.B. Prostaglandin-Metaboliten steigen rasch an in der Synovialflüssigkeit bei traumatischer Arthritis oder degenerative Gelenkskrankheiten beim Pferd.

Beim Menschen ist berichtet die Serum-Konzentration der SAA ein empfindlicher Marker für Arthritiden als die Blutsenkung oder die Konzentration des C-reaktiven Proteins.

Daher scheint die Bestimmung der Serum-Konzentration von SAA für die Überwachung des Krankheitsverlauf rheumatoider Arthritis sinnvoll zu sein (CUNANE et al., 2000).

Bei Menschen mit Osteoarthritis wurden im Vergleich zu gesunden Kontrollen nur geringe Erhöhung der SAA-Konzentrationen in Serum und Synovialflüssigkeit gefunden (SIPE et al., 1995; CUNNANE et al., 2000). Es ist eben so dass die SAA einen sensibleren und früheren Marker der Gelenkerkrankungen darstellt als ein Röntgen-Bild. Weiter ist sie eine besserer prognostische Indikator für Knorpel- Abbau- Produkte ist (SIPE et al., 1995).

SAA wird lokal im entzündlichen Gelenk bei Pferden synthetisiert (JACOBSEN et al., 2006 c). Ähnliche Ergebnisse wurde bei Mensch und Kaninchen berichtet (O´HARA et al., 2000; VALLON et al., 2001). Bei Mensch ist die SAA-Reaktion vor allem in Verbindung mit rheumatoider Arthritis untersucht worden (O´HARA et al., 2000, 2004; KOGA et al., 2008).

Eine Fraktion der intra-artikulär angetroffen SAA -Isoformen bildet die extrahepatisch produzierte SAA3. Nachweis dieser Isoform ist ein spezifischer Hinweis für eine Entzündung im Gelenk. Differenzierung der verschiedenen Isoformen der SAA können in der Zukunft zur Unterscheidung zwischen lokalen und systemischen Entzündungen verwendet werden (JACOBSEN et al., 2006 b, c).

Der Nachweis von Gelenk-spezifischen SAA Isoformen bei Pferden wurde nur bestätigt in einer Studie mit Pferden wobei experimentell induzierte entzündliche Arthritis (JACOBSEN et al., 2006b).

Die SAA Molekülen der Synovialflüssigkeit können aus zwei Quellen stammen; in der Leber synthetisiertes Protein, das aus dem Blut in die Synovialflüssigkeit gelangt und intra-artikulär synthetisierte Proteine, die direkt in der Synovialflüssigkeit freigesetzt werden. Die Synovialflüssigkeit enthält die 3 großen SAA-Isoformen, die auch im Serum gefunden worden sind. JACOBSEN et al., (2006 b, c) konnten nach ihren isoelektrischen Punkten(pI Werte 7.9/8,6/9,6) drei Isoformen von Serum Amyloid A im Serum nachweisen. In der Synovialflüssigkeit wurden diese drei Isoformen und zusätzlich zwei gelenkspezifische Isoformen(hoch alkalische isoelektrische Werte 10.0/10.2) festgestellt. In der Synovialflüssigkeit während Entzündungen befinden sich sowohl in der Leber synthetisierte SAA-Isoformen als auch gelenkspezifischen SAA-Isoformen. Gelenkspezifischen Isoformen werden wahrscheinlich von Chondrozyten oder Synoviozyten synthetisiert werden. Das wurde bereits bei Mensch und Kaninchen berichtet (O´HARA et al., 2000,2004; VALLON et al., 2001).

3. MATERIAL UND METHODEN

3.1. PATIENTEN MATERIAL

Um Zusammenhänge von ausgewählten Entzündungsparametern im Serum von Pferdeblut und in der Synovia zu untersuchen, wurden Blut- und Synoviauntersuchungen ausgewertet. Die Blut- und Synovia-Proben stammen von Pferden, die von Juni 2005 bis Juni 2007 an der Klinik für Orthopädie zur stationären Behandlung vorgestellt wurden. Für die vorliegenden Untersuchungen wurde je Patient eine Blut und Synoviaprobe gewonnen.

Ausgewertet wurden bei allen Pferden folgende Parameter:

Aus den Blutproben wurden C-reaktives Protein, Serum Amyloid A, Gesamtleukozytenzahl, Differential Zellbild, Total Protein, Fibrinogen, ausgewertet.

Die Synovia wurde auf Gesamtleukozytenzahl, Total Protein, Differential Zellbild ausgewertet.

Es wurden von jedem Pferd die am selben Tag gewonnenen Synovia und Blutproben verwendet.

3.2. EINTEILUNG DER PATIENTEN IN GRUPPEN

Das vorhandene Patientenmaterial wurde in zwei Gruppen eingeteilt. 53 Pferden konnten einer dieser zugeteilt werden. 24 Pferde befanden sich in Gruppe 1 mit septischer Arthritis und in Gruppe 2 wurden 29 Pferde mit aseptischer Arthritis eingeordnet. Die Einteilung in die zwei Gruppen erfolgte nach folgenden Kriterien.

Bei Gruppe 1 handelt es sich um die Patienten, an denen septischen Arthritiden diagnostiziert wurde. Klinische und Blut Untersuchung ergab Hinweis auf eine Infektion im Gelenkbereich. Die Diagnose beruht auf klinischer Untersuchung(milde bis schwere Lahmheit, Gelenkschwellung, gestörtes Allgemeinbefinden, erhöhte Körperinnentemperatur) Synovialflüssigkeit Untersuchung(erhöhte Leukozytenzahl, TP, Trübung, Abnahme der Viskosität).

Nach der Blutentnahme wurden die Pferden für die Arthrocentese mit Detomidine (0,01 mg/kg) und Butorphanol tartrate(0,02 mg/kg, IV) sediert. Der Gelenkbereich wurde desinfiziert, um weitere mikrobielle Kontamination zu verhindern. Danach wurde Synoviaproben abgenommen.

In Gruppe 2 befinden sich die Pferde, bei denen klinisch eine aseptische Arthritis diagnostiziert wurde. Diese Gruppe Pferden wurden wegen Lahmheit an der Klinik vorgestellt. Nach der Routine Untersuchungen sowie der klinischen Untersuchung, Röntgen und Ultraschall wurden mit aseptischen Gelenkentzündungen verlaufende Krankheiten wie Chip Fraktur, OCD diagnostiziert. Diese Gruppe umfaßte insgesamt 29 Pferde, bei welchen aufgrund einer Lahmheit während einer Allgemeinnarkose ein bzw. zwei Gelenke arthroskopiert wurden.

Die weiteren Details der Patientenliste sind in der Liste auf der Seiten, 107, 108, 109 dargestellt.

3.3. LABORDIAGNOSTISCHE UNTERSUCHUNGEN

3.3.1. PROBENENTNAHME

Die Blutentnahme erfolgte von der Vena jugularis externa über einen in der Vene liegenden Verweilkatheter. Die Proben wurden in Röhrchen mit Antikoagulantien gewonnen. Dabei handelte es sich um Lithium-Heparin(LH-Lithium Heparin) und Kalium3-EDTA(K3E-K3EDTA). Die Bestimmung des großen Blutbildes mit Leukozytendifferenzierung und Synovia Leukozytenzahl und Diffrenziallblutbildes erfolgte mit einem Hämotologie-Messgerät. Das große Blutbild wird mit dem ADVIA 120 vet modul durchgeführt. Dabei handelt es sich um ein Laserflowzytometer. Die roten Blutkörperchen werden auf Grund ihrer Größe und ihres Hämoglobingehaltes in der Laserabsorbtion von den Thrombozyten differenziert; Die Leukozytenzahl wird in 2 Kanälen simultan bestimmt und die Zellen auch differenziert. Im Peroxidasekanal werden die Leukoyzten nach ihrem Peroxidasegehalt und der Größe und Granularität differenziert und gezählt, im sogenannten Basophilenkanal werden die Zellen nach Größe und Kernstruktur differenziert, sodass ein 5-teiliges Differenzialblutbild entsteht.

Das Differenzialblutbild wurde mikroskopisch im Blutausstrich kontrolliert und bei Bedarf durch eine mikroskopische Differenzierung ersetzt. Die Synovia wurde stets im gefärbten Ausstrich bzw. Zytospinanreicherung untersucht. Die Zellzählung für die Synovia erfolgte ebenfalls mittels Laserflowzytometer – das

Differenzialzellbild wurde aber stets im Ausstrich bzw. Zytospin in einer Schnellfärbung nach Romanowsky mikroskopisch angefertigt.

Die TP-Konzentrationen wurde mit der Biuret Technik (Roche/Hitachi cobas c; Integra System, Mannheim, Deutschland).Die Blut-Fibrinogen Werte wurden turbidimetrisch mit Hitachi 911(DakoCytomation, Denmark) gemessen.

Zu jedem Entnahmezeitpunkt wurde der Katheter vor und nach der Entnahme mit physiologischer Kochsalzlösung gespült. Die ersten 20 ml Blut wurden verworfen. Die anschließend gewonnenen 20 ml Blut wurden zu gleichen Teilen auf vier Röhrchen (2 Heparin Röhrchen, 2 EDTA Röhrchen für jedes Röhrchen 5 ml)aufgeteilt.

Synoviaproben wurden bei septischen Patienten von verschiedenen Gelenken durch Punktion gewonnen. Zum Zeitpunkt der Probenentnahme wurde bei allen Tieren eine allgemeine klinische Untersuchung durchgeführt. Pferden mit festgestellter klinisch septischer Arthritis wurden die Proben am den ersten, dritten, fünften und achten Tag abgenommen.

Von den Pferden mit aseptischer Arthritis wurden die Synovia Proben unter allgemeine Anästhesie und unter streng aseptischen Konditionen in die Röhrchen (mit/ohne EDTA) gesammelt bevor die Arthroskopie durchgeführt wurde.

Die Proben aus septischer Arthritis Patienten wurden binnen einer Woche abgenommen.

Die Punktionzeitpunkte waren an den Tagen 1,3,5, und bei Abklingen der Erkrankung an Tag 8. Nach dem Abklingen der Krankheit ist weitere Proben abnehmen und Gelenk zu punktieren nicht zu vertreten.

Bei Patienten mit aseptischer Arthritis wurden die Proben während arthroskopischen Operationen einzeln Blut- und Synoviaproben abgenommen. Es konnte keine weitere Proben abgenommen wurden, um den Verlauf dieser Proteine nach der Operationen bei aseptischer Patienten zu beobachten. Denn es ist bei aseptischen Patienten nach den Operationen weitere Entnahme der Synovia Proben mit Infektionsrisiko verbunden(LAPOINTE, et al., 1992b; SCHNEIDER et al., 1992a; CARON et al., 2005).

3.3.2. PROBENAUFARBEITUNG

Nach Entnahme wurden die Proben auf 4°C gekühlt und innerhalb von 2-6 Stunden bearbeitet. Die Analyse der EDTA-Blutproben zur Bestimmung des roten und weißen sowie des Differenzialblutbildes und Synoviaproben zur Bestimmung der Zellzahl, Totalprotein, Muzin, Farbe, Zucker erfolgte am Zentrallabor der Veterinärmedizinischen Universität Wien. Zur Bestimmung der Akute-Phase-Proteine wurden einer der Blutproben am Institut für Klinische Immunologie aufgearbeitet. Zur Herstellung des Plasmas wurden das Probenröhrchen 8 Minuten bei 1300 rpm 650g^ (Zentrifuge Multifuge 1S-R (Heraeus) zentrifugiert und Serum wurde abpipettiert und in Eppendorfgefäße abgefüllt und anschließend erfolgte die Lagerung der Proben bis zur weiteren Verwendung bei einer Temperatur von - 80 °C.

3.4. BESTIMMUNG DES C- DES C-REAKTIVEN PROTEINS UND SAA

3.4.1. BESTIMMUNG DES C-REAKTIVEN PROTEINS

Die Proben wurden zur Bestimmung der CRP-Konzentrationen an das Institut für Bakteriologie und Mykologie der Veterinärmedizinischen Fakultät der Universität Leipzig weitergeleitet (PD Dr. Wieland Schrödl).

Die Bestimmung der SAA-Konzentrationen erfolgte am Institut für Klinische Immunologie der Veterinärmedizinischen Universität Wien.

Für die Bestimmung der Konzentrationen des C-reaktiven Proteins im Blutserum wurde ein kompetitiver Ligandbinding-Assay nach JESCH et al. (2005) angewandt. Das Prinzip der Bestimmung beruht auf kompitative Bindung von CRP an Phosphorylcholin mit Biotin-markiertem humanem CRP Das gebundene Biotin-CRP wurde mit Streptavidin –Peroxidase und einem Peroxidase-spezifischem Substrat nachgewiesen und der Substanzumsatz wurde mit microplate ELISA reader beim 450 nm gemessen.

Für diese Assay war die Intra-Assay Variation kleiner als 10 % und die Interassay Variation kleiner als 15 %. Für Pferde war diese Assay aber nicht validiert.

3.4.2. BESTIMMUNG DES SERUM AMYLOID A PROTEINS

Die Bestimmung der SAA-Konzentrationen erfolgte an dem Institut für Klinische Immunologie der Veterinärmedizinischen Universität Wien (Dr. Martina Patzl).

Die SAA wurde mit Serum Amyloid Assay (Tridelta PhaseTM range SAA Kit Biorepair GmBH, Tridelta Development, Ireland) bestimmt. Das Prinzip dieser SAA Kit beruht auf eine solide Phase Sandwich Enzyme Linked Immunosorbent Assay (ELISA) Technik. Dabei werden für SAA spezifischer Monoklonal Antikörper verwendet. Als Solid Phase angewandt Biotinolierte anti-SAA - Monoklonale Antikörper werden als Marker genützt. Als Färbe wurde Streptavidin-Horse Radish Peroxidase-Konjugat genützt. Mit einem ELISA-Reader (Sunrise, Tecan Wien, Österreich) wird die von Farbstoff verursachte Absorption bei einer Wellenlänge von 450 nm gemessen.

Die Inter-Assay Variationskoeffizient ist 7,7 Prozent und der Intra-Assay Koeffizient ist 10,8 Prozent. Die niedrigste nachweisbare Konzentration von SAA ist 0,005 µg/ml

3.4.3 STATISTISCHE AUSWERTUNG

Statische Auswertung der Daten erfolgte mi Hilfe der SPSS 17,0 Software. Erstens wurden die Daten auf Normalverteilung mit Kolmogrov-Simirnov Test geprüft (K-S Test).

Die deskriptive Statistik umfasste die Mittelwerte und deren Standardabweichungen.

Gruppeneffekte und potentieller Risikofaktoren wurde mit ANOVA analysiert. Unterschiede wurde danach mittels LSD analysiert. Abhängig der Datenstruktur wurden Differenzen auch mittels des Studenten T-Test analysiert. Die Diagramme wurden mit SPSS hergestellt.

Der Effekt von Zeit auf CRP und SAA Konzentrationen wurde mit Friedmann-Test analysiert.

Der oberste Signifikanzniveau wurde für $p = 0.05$ definiert.

4. ERGEBNISSE

4.1. ALLGEMEINER DATEN DER UNTERSUCHTE PFERDEN

In der Tabelle 2 ist die Altersverteilung der Patientenpopulation gegeben.

Tab. 2: Alter und Verteilung der Pferde in den Gruppen Septische Arthritis und Aseptische Arthritis

	N(Anzahl)	Minimum	Maximum	Spannweite	Median	MW±SD
Aseptische Arthritis	29	3	20	17	9	9,8±5,4
Septische Arthritis	24	2	30	28	8	9,3±6,3

Die Patienten-Gruppe mit septischer Arthritis setzt sich aus 24 Pferden im Alter von MW±SD 9,3±6,3 Jahren zusammen. Diese Gruppe besteht aus 12 Warmblütern, 6 Vollblütern, 2 Trabern, 2 Halbblütern, 1 Reitpony und 1 Warmblut Fohlen. Alter der Pferde in dieser Gruppe sind 6 Pferde sind ≤ 5 Jahre alt, 8 Pferde sind zwischen 5 bis ≤ 10 Jahre alt, 9 Pferde sind > 10 Jahre alt. Diese Gruppe besteht aus: 10 Wallachen, 6 Hengst, 8 Stuten.

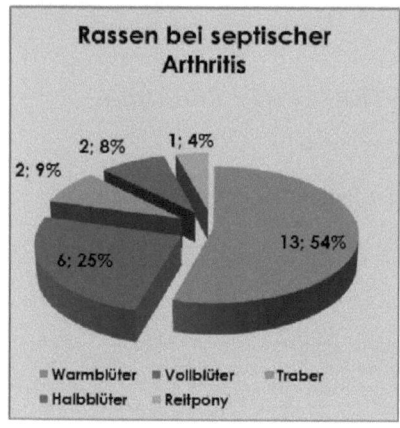
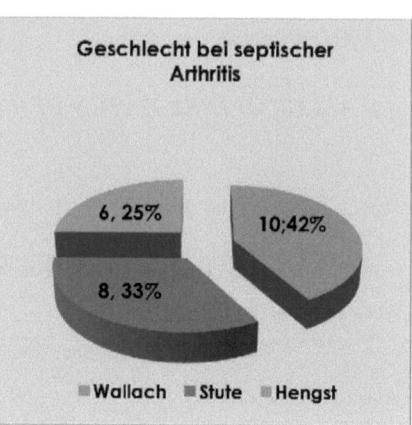

Abb.1: Rassen bei septischer Arthritis   **Abb.2**: Geschlecht bei septischer Arthritis

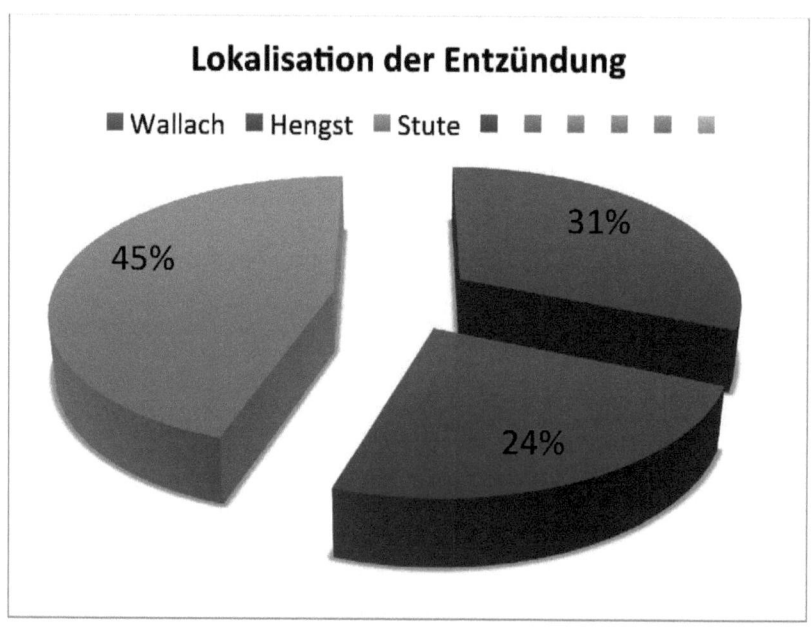

Abb.3.: Lokalisation der Entzündung der Gruppe „septische Arthritis"

ABC Antebrachiocarpalgelenk (13%)

IC: Intercarpalgelenk (13%)

SG: Sprunggelenk (13%)

FG: Fesselgelenk (9 %)

KG:Krongelenk (4 %)

Knie:Kniegelenk (13 %)

TMT: Tarsometatarsalgelenk (9 %)

TV:Tendovaginitis (13 %)

Bur: Bursitis (13 %)

Die Patienten Gruppe mit aseptischer Arthritis setzt sich aus 29 Pferden im Alter von 9,8±5,4 Jahren zusammen. Diese Gruppe besteht aus 12 Warmblütern, 7 Vollblütern, 6 Trabern, 2 Halbblütern, 1 Reitpony. Alter der Pferde im dieser Gruppe: 9 Pferde sind ≤ 5 Jahre alt, 6 Pferde sind zwischen 5-10 Jahren, 14 Pferde sind >10 Jahre alt. Die aseptische Patienten Gruppe besteht aus: 9 Wallachen, 6 Hengst, 13 Stuten.

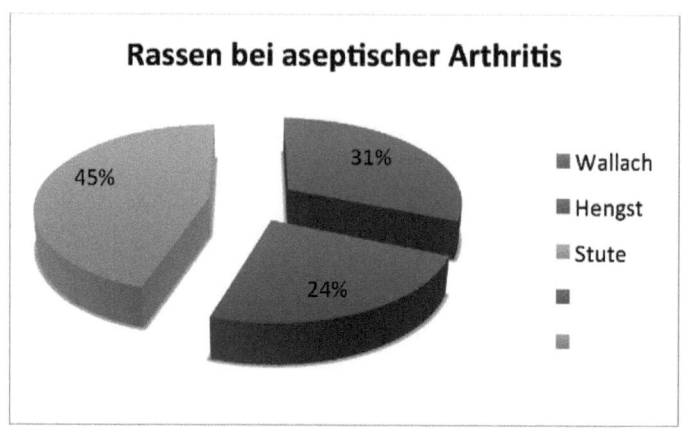

Abb.4: Rassen bei aseptischer Arthritis

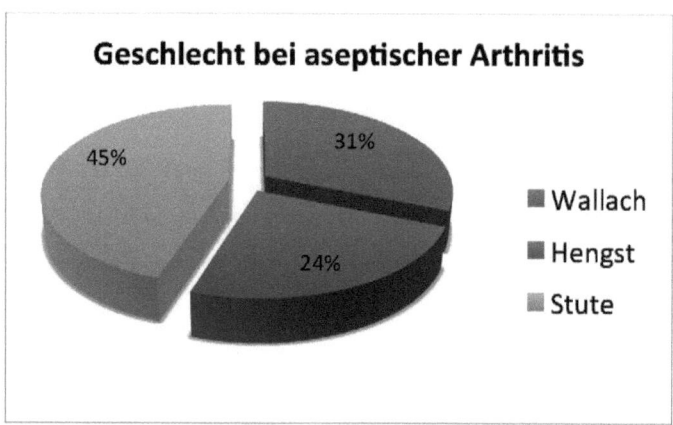

Abb.5: Geschlecht bei aseptischer Arthritis

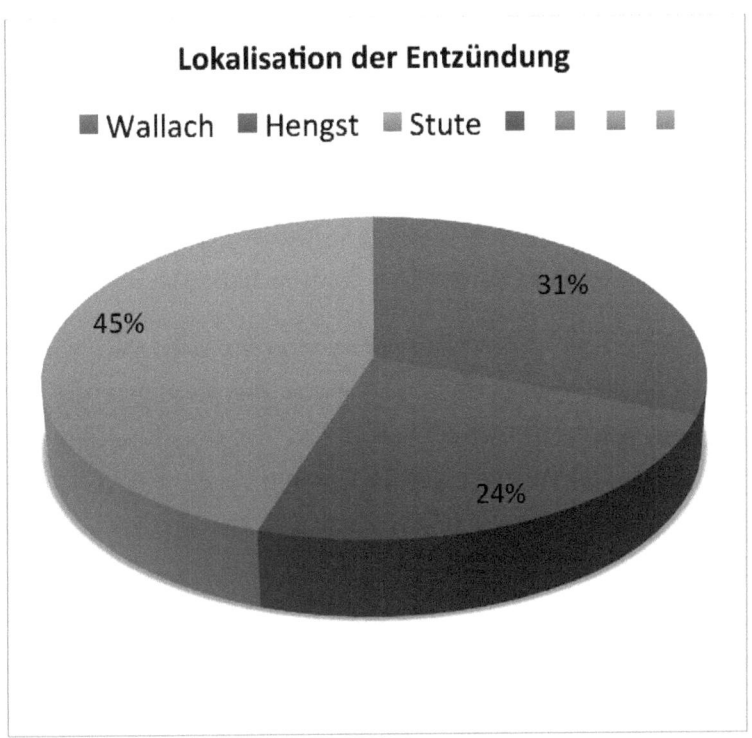

Abb.6: Lokalisation der Entzündung

HG:Hufgelenk (7 %)

SG:Sprunggelenk (17%)

Knie:Kniegelenk (21%)

FG:Fesselgelenk (38 %)

IC: Intercarpalgelenk (4 %)

C:Karpalgelenk (3 %)

Tkg:Talokruralgelenk(10 %)

4.2. SPEZIFISCHE ERGEBNISSE

Eine deutliche Widerspiegelung des Erkrankungsstatus der Tiergruppen erfolgte durch die erhöhten CRP- und SAA-Werte im Blutserum. Hierbei unterscheiden sich Septische Patienten von Aseptischen Patienten. Bei septischen Patienten wurden deutlich erhöhte CRP und SAA-Werte im Blutserum gemessen.

In Tabelle 3 sind die hämatologische, zytologische und biochemische Ergebnisse für den Synovia und den peripheren Blut der Gruppe mit septischer Arthritis angegeben. Der höchste Wert für CRP wurde im Blutserum an Tag 5, der höchste Wert für SAA an Tag 3 ermittelt. WBZ in der Synovia war höchster Wert an Tag 1 mit knapp über 40000 Zell/μL und kontinuierlich absteigend auf knapp 3000 Zell/μL an Tag 8. Das Totalprotein blieb konstant, der Prozent der Neutrophilen sank von 90 % auf 58 %, entsprechend stiegen mononukleare Zellen an. Blutwerte waren innerhalb Referenzgrenze und haben keine deutlichen Schwankungen zwischen den Probenentnahmezeiten gezeigt. Die Fibrinogenwerte waren höher als die Referenzwerte zu allen Probenentnahmezeitpunkten. In Tabelle 4 sind die ermittelten Werte aus der Synovia und dem peripheren Blut der Gruppe der von aseptischer Arthritis betroffenen Pferde angegeben. SAA und CRP Werte waren im Blutserum bei aseptischer Arthritis niedriger als bei der septischen Arthritis. WBZ, TP, Neutrophilen Granulozyten, Mononukleäre Zellen waren innerhalb Referenzgrenze bei aseptischen Arthritis Patienten. In Tabelle 5 sind die ermittelten Werte aus der Synovia und dem peripheren Blut bei beiden Gruppen für Tag 1 verglichen.

Tab. 3: Hämatologische und Serologische Parameter der Gruppe 1 (Septische Arthritis)				
SEPTISCHE ARTHRITIS				
AKUTE-PHASE-PROTEINE IM BLUTSERUM (MW±SD)				
APP (MW±SD)	1.TAG	3.TAG	5.TAG	8.TAG
CRP(μg/ml)	12,3±7,7	12,3±9,2	18,2±19	10,5±7,3
SAA(μg/ml)	7,8±1,3	8,7±1,3	7,7±1,6	
SYNOVIA-(MW±SD)				
WBZ(Zell/μl)	40783 ±54503	20270 ±20994	5110 ±4835	2983±4621
TP(g/dl)	4,3±1,3	4,4±2	4,2±2	3,8±2,5
Neutrophile Gran.(%)	91±7,8	83,5±17,4	72,0±30	58,0±30,3
Mononukleäre Zellen(%)	9,1±7,1	16,0±17,1	31,0±33	40,2±24
BLUT (MW±SD)				
TP(g/dl)	6,8±1	7±1	7±1	7,5±1
Fibrinogen(mg/dl)	610±478	752 ±661	735 ±620	566±377
Leukozyten(Blut)Zell/μl	11478±4292	7429±2825	8528±2279	9032±2606
Stabker.Leuk.(Zell/μl)	0,110±,0,0416	0,073±0,0283	0,085±0,0243	0,088±0,0217
Stabker.Leuk(%)	0,3±0,8	0,0±0,0	0,0±0,0	0,1±0,0
Segmentker.Leuk.(Zell/μl)	8443±3350	4973±2380	5299±1761	5477±1053
Segmentker.Leuk(%)	77±7,5	66±12	61 ±9	64±7
Large unstained Cell (Zell/μl)	53±55,2	51,3±54,4	44±26	65,3±39
Large unstained Cell (%)	0,5±0,4	0,6±0,4	0,6±0,4	0,7±0,3
Lymphozyten(Zell/μl)	1906±1070	1479±563	2399±781	2451±1214
Lymphozyten (%)	17±7	23 ±12	29±7	27±8
Eosinophile Gr.(Zell/μl)	77±61	177±67	221±157	253±195
Eosinophile Gr. (%)	0,7±0,6	2,5±2,0	2,8±1,7	2,9±2,6
Basophile Gr.(Zell/μl)	82±65	63,2±74	49±24	46±13
Basophile Gr.(%)	0,7±0,4	0,7±0,6	0,6±0,2	0,5±0,1
Monozyten(Zell/μL)	407±184	340±182	443±219	494±202
Monozyten(%)	3,5±1,1	5,1±1,1	5,2±,1,3	5,5±1,6

Tab. 4: Hämatologische und Serologische Parameter der Gruppe 2 (Aseptische Arthritis)	
ASEPTISCHE ARTHRITIS	(MW±SD)
Alter (n=29)	9,8±5,4
AKUTE-PHASE-PROTEINE IM BLUTSERUM	
CRP (μg/ml)	8,7±4,3
SAA (μg/ml)	2,8±1,2
SYNOVIA-WERTE	
WBZ (Zell/μl)	887±2273
TP (g/dl)	2,2±1,4
Neutrophile Granulozyten (%)	14,7±13,3
Mononukleäre Zellen (%)	85,2±13,4
BLUT-WERTE	
Totalprotein (g/dl)	6,4±0,5
Fibrinogen (mg/dl)	354±163
Leukozyten (Zell/μl)	7732±2015
Stabker. Leuk.(Zell/μl)	0,077±0,0198
Stabker. Leuk.(%)	0,0±0,0
Segmentker. Leuk.(Zell/μl)	4824±1584
Segmentkern. Leuk. (%)	62,3±10,4
Large Unstained Cell (Zell/μl)	49 ±38
Large Unstained Cell (%)	0,6±0,5
Lymphozyten (Zell/μl)	2395±1045
Lymphozyten (%)	31±9,5
Eosinophile Gr.(Zell/μl)	142 ±82
Eosinophile Gr. (%)	2,1±1,4
Basophile Gr. (Zell/μl)	51,9±28,3
Basophile Gr. (%)	0,7±0,4

Tab. 5: Gruppendifferenzen für die klinisch chemische und zytologische Parametern

Werte	Gruppen	MW±SD	p - Wert
AKUTE-PHASE-PROTEINE im BLUTSERUM			
CRP (µg/mL)	Gruppe1	12,2±7,7	≤ 0,05
	Gruppe2	8,7±4,3	
SAA (µg/mL)	Gruppe1	7,8±1,3	≤ 0,001
	Gruppe2	2,8±1,2	
SYNOVIA			
WBZ(Zell/µL)	Gruppe1	40783±54503	≤ 0,001
	Gruppe2	887±2273	
Neutrophile Granulozyten(%)	Gruppe1	91±7,1	≤ 0,001
	Gruppe2	15±14	
Mononükleäre Zellen(%)	Gruppe 1	9 ± 7	≤ 0,001
	Gruppe2	86±14	
TP(g/dl)	Gruppe1	4,3±1,2	≤ 0,001
	Gruppe2	2,1±1,4	
BLUT			
Totalprotein(g/dl)	Gruppe1	6,8±0,8	>0,05 NS
	Gruppe2	6,4±0,5	
Fibrinogen(mg/ml)	Gruppe1	609,5±477,6	≤ 0,01
	Gruppe2	353,3±163	
Leukozytenzahl(Zell/µL)	Gruppe1	11477,5±4291,4	≤ 0,001
	Gruppe2	7731,7±2014,2	
Stabkernige Leukozyten(Zell/µL)	Gruppe1	0,110±0,0416	≤ 0,001
	Gruppe2	0,077±0,0198	
Segmentkernige Leukozyten(Zell/µL)	Gruppe1	8511,9±3459,1	≤ 0,001
	Gruppe2	4824±1583,1	

LargeUnstained Cell(Zell/µL)	Gruppe1	53±55,3	>0,05 NS
	Gruppe2	49,1±37,5	
Lymphozyten (Zell/µL)	Gruppe1	1905,5±1070	>0,05 NS
	Gruppe2	2394,5±1045	
Eosinophile Gr.(Zell/µL)	Gruppe1	76,730±60,5	≤0,01
	Gruppe2	142,092±81,7	
Basophile. Gr(Zell/µL)	Gruppe1	81,5±64,5	≤ 0,05
	Gruppe2	51,1±28,4	
Monozyten(Zell/µL)	Gruppe1	407±183,3	≤ 0,01
	Gruppe2	272,2±139,5	

NS: Nicht signifikant

4.3. SAA und CRP KONZENTRATIONEN

4.3.1. BESCHREIBENDE STATISTIK

SAA und CRP Konzentrationen waren nach der Kolmogrow- Simirnov normal verteilt. Die septische Arthritis Gruppe besteht aus 24 Pferden und Aseptische Arthritis Gruppe besteht aus 29 Pferden. Es wurde aber nicht immer von allen Pferden die gleiche Mengen Proben von den behandelnden Tierärzten abgenommen. Die Anzahl der auswertbaren Proben sind in Tabelle 6 dargestellt.

Tab. 6: Die Anzahl der Pferde wobei auswertbare Proben abgenommen wurden pro Gruppe

Septische Arthritis		Aseptische Arthritis	
	Total N=24		Total N=29
Tag	CRP	TAG	CRP
1	21	1	27
3	10	3	0
5	9	5	0
8	4	8	0
	SAA		SAA
1	8	1	17
3	5	3	0
5	4	5	0

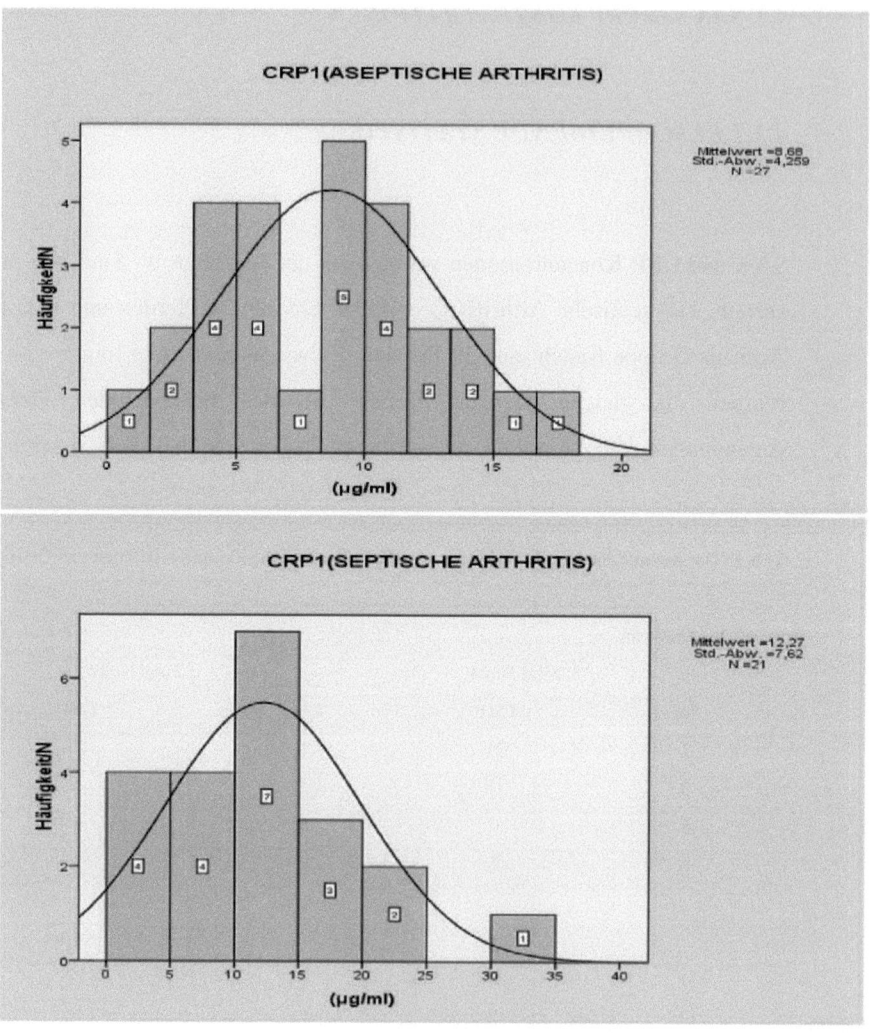

Abb.7: Die Verteilung der CRP- Konzentrationen am Tage 1 für AA (Aseptische Arthritis) und SA (Septische Arthritis).

Bei der Verteilung der CRP-Konzentration am Tag 1 liegen alle Werte von Fälle mit aseptische Arthritis (AA) unter 20 µg/ml und die Mehrheit der CRP- Werte für Septische Arthritis (SA) Gruppe am Tage 1 lagen auch darunter, nur drei Fälle lagen über 20 µg/mL.

Der X-Achse zeigt die Einheit der CRP-Konzentration(µg/ml) und Y-Achse zeigt die Anzahl(N) der Pferde. Für die Auswertung der Daten am Tage 1 konnten 27 von 29 Pferden von aseptischer Arthritis Gruppe ausgewertet werden und 21 von 24 Pferden von septischer Arthritis konnten Pferden ausgewertet werden.

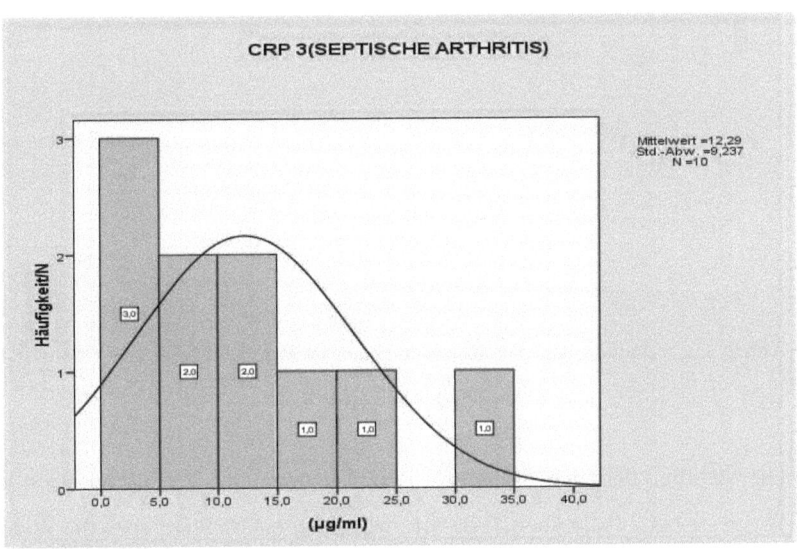

Abb.8: Die Verteilung der CRP- Konzentrationen am Tage 3 für Septische Arthritis (SA).

Die meisten der CRP- Konzentrationen liegen am Tage 3 unter 20 µg/ml, nur 2 Fälle liegen über 20 µg/ml. Für die Auswertung der Daten am Tage 3 konnten 10 von 24 Pferden mit septischer Arthritis ausgewertet werden.

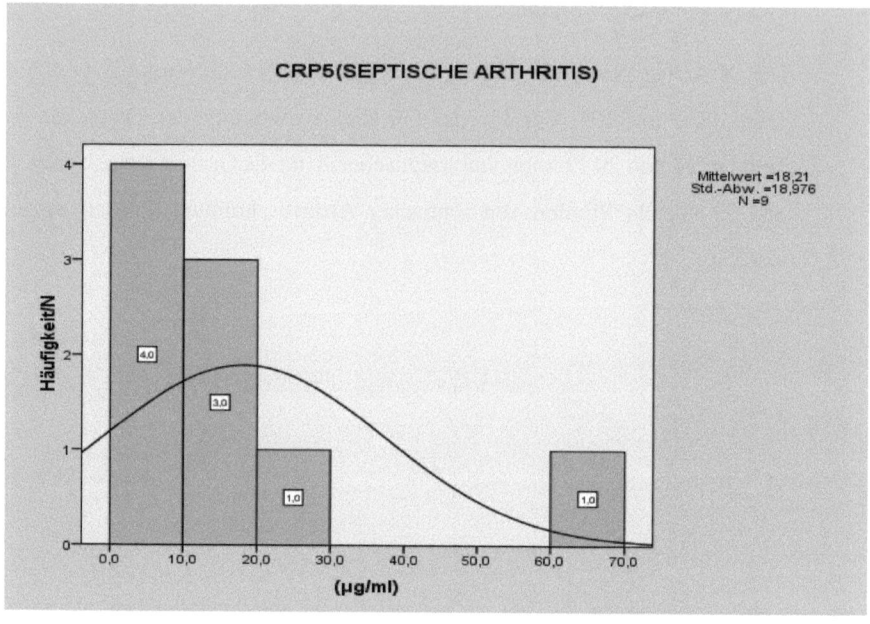

Abb.9: Die Verteilung der CRP- Konzentrationen am Tage 5 für Septische Arthritis (SA).

Die Mehrheit der CRP- Werte am Tage 5 liegen unter 20,0 µg/ml, noch immer liegen sie bei 2 Fälle über 20 µg/mL, wobei bei einem Pferd eben die Werte von 65,38 µg/ml erreicht wurde.

Für die Auswertung von Daten konnten 9 von 24 Pferden mit septischer Arthritis am Tage 5 ausgewertet werden.

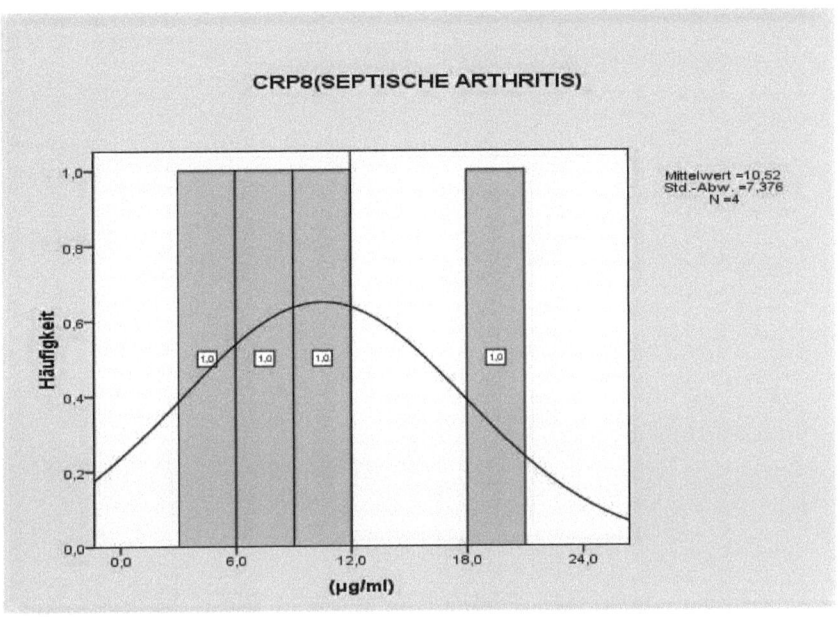

Abb.10: Verteilung der CRP- Konzentrationen am Tage 8 für SA (septische Arthritis).

Nach 8 Tagen lagen alle CRP Werte unter 10 µg/ml, nur bei einem Pferd liegt sie knapp über 20 µg/ml.

Für die Auswertung von Daten konnten am Tage 8 nur 4 von 24 Pferden mit septischer Arthritis ausgewertet werden.

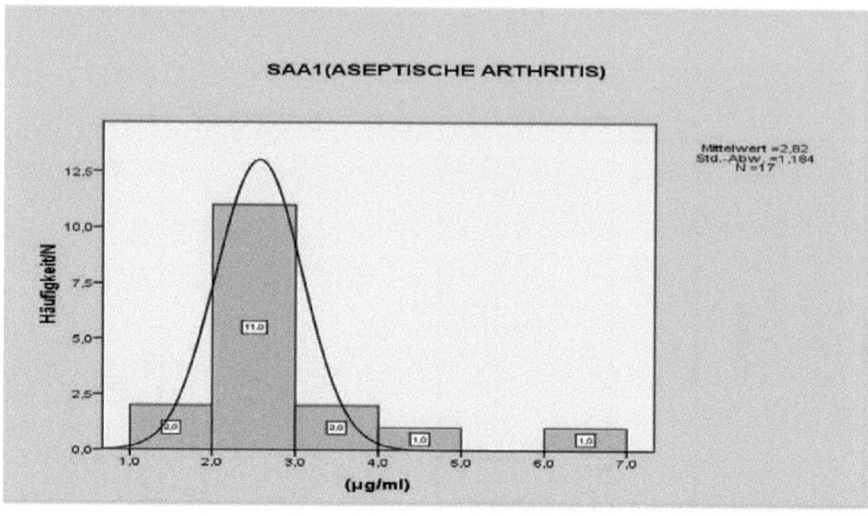

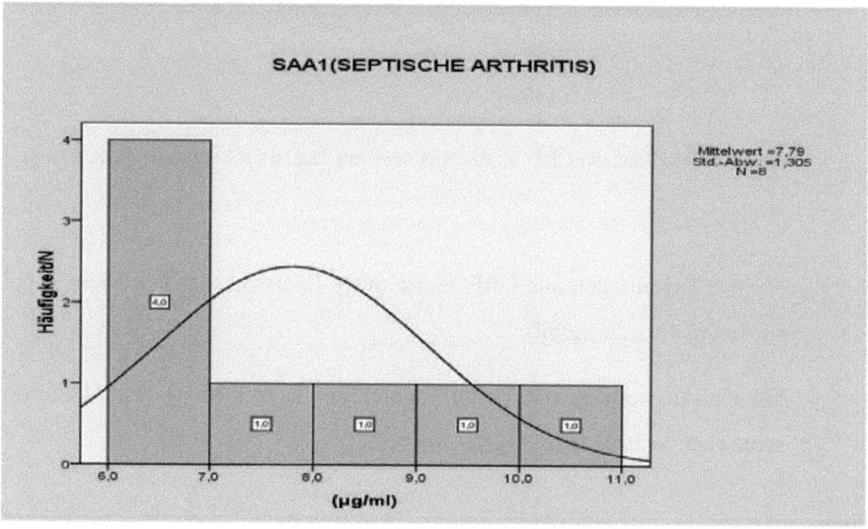

Abb.11: Die Verteilung der SAA-Konzentrationen am Tage 1 für Aseptische Arthritis (AA) und Septische Arthritis (SA).

Die SAA- Konzentrationen in der Aseptische Arthritis (AA) Gruppe am Tage 1 liegen alle unter 7 µg/ml und die Verteilung der SAA –Werte für Septische Arthritis (SA) am Tage 1 liegen zwischen 6,0 µg/ml und 10 µg/ml.

Für die Auswertung der Daten konnten am Tag 1 für SAA-Werte nur 17 von 29 aseptische Arthritis Patienten und nur 8 Pferden von 24 septischen Arthritis Gruppe ausgewertet werden.

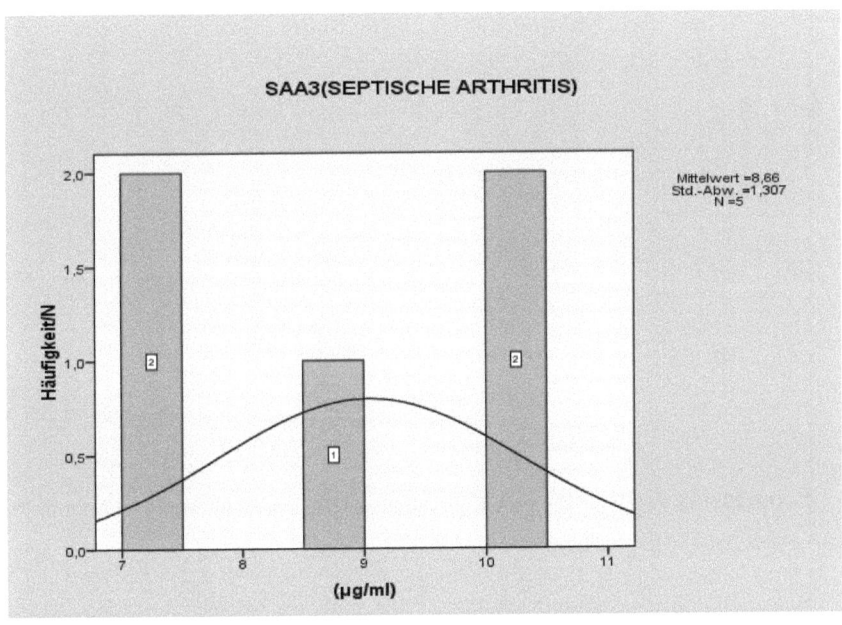

Abb.12: Die Verteilung der SAA-Konzentrationen am Tage 3 für Septische Arthritis (SA).

Die SAA Konzentrationen liegen am Tage 3 zwischen 7-10 µg/ml. Für die Auswertung von Daten konnten 5 von 24 Pferden von septischer Arthritis ausgewertet werden.

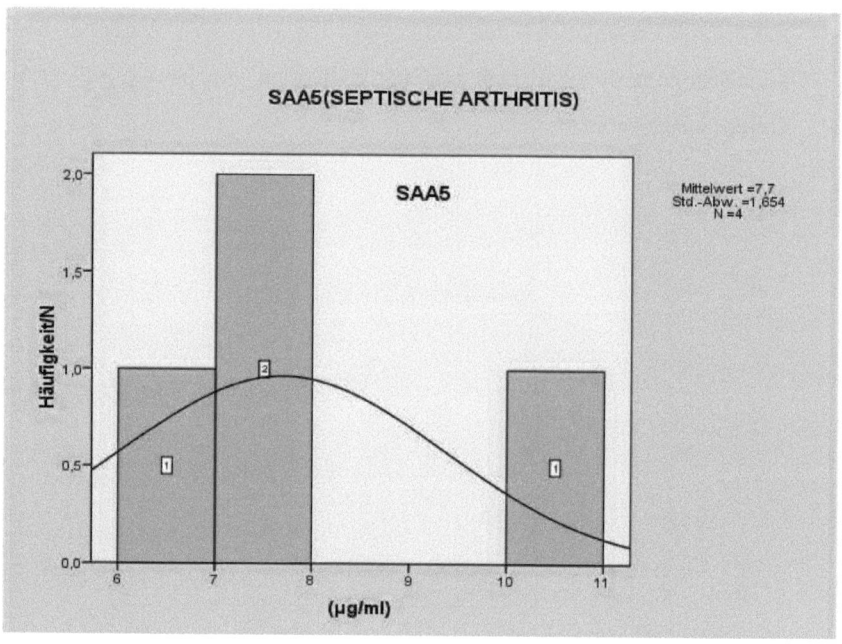

Abb.13: Die Verteilung der SAA-Konzentrationen am Tage 5 für Septische Arthritis (SA).

Die Verteilung der SAA-Konzentrationen liegen am Tage 5 zwischen 6,0 -8,0 µg/ml und bei einem Pferd zwischen 10-11 mg/ml.

Die Verteilung von SAA-Konzentration am Tag 5 für septische Arthritis Gruppe: Ergebnisse von 7 Pferden erhalten von 24 Pferden.

Für die Auswertung von Daten am Tage 5 konnten 4 von 24 Pferden von septischer Arthritis Patienten ausgewertet werden.

Die folgenden Graphen zeigen den Verlauf der Konzentrationen von CRP und SAA bei septischer und aseptischer Arthritis Patienten.

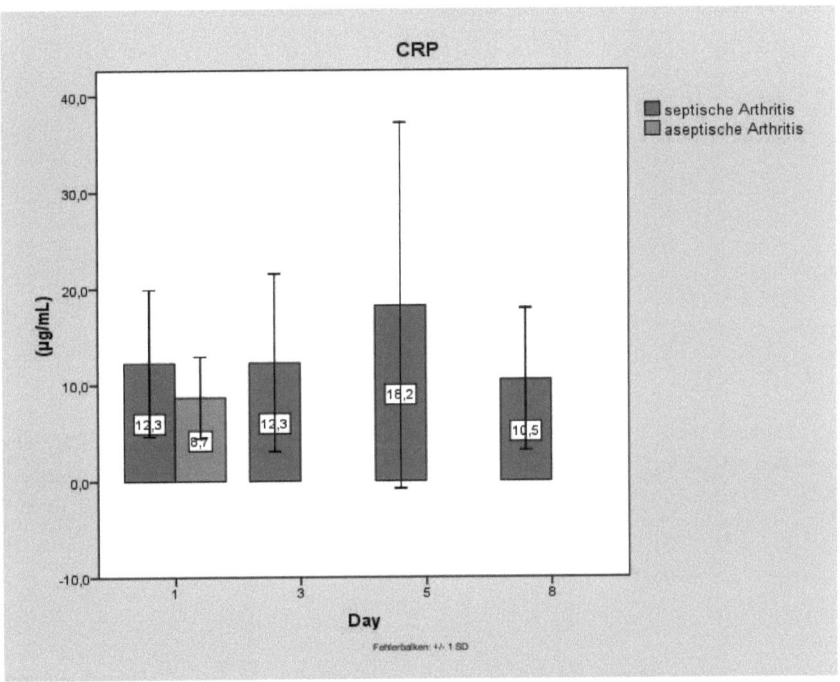

Abb.14: Darstellung von CRP Verlauf von alle verfügbare Daten der unterschiedlichen Fälle über 8 Tagen mit Balkendiagramm bei septischen und aseptischen Arthritis Patienten.

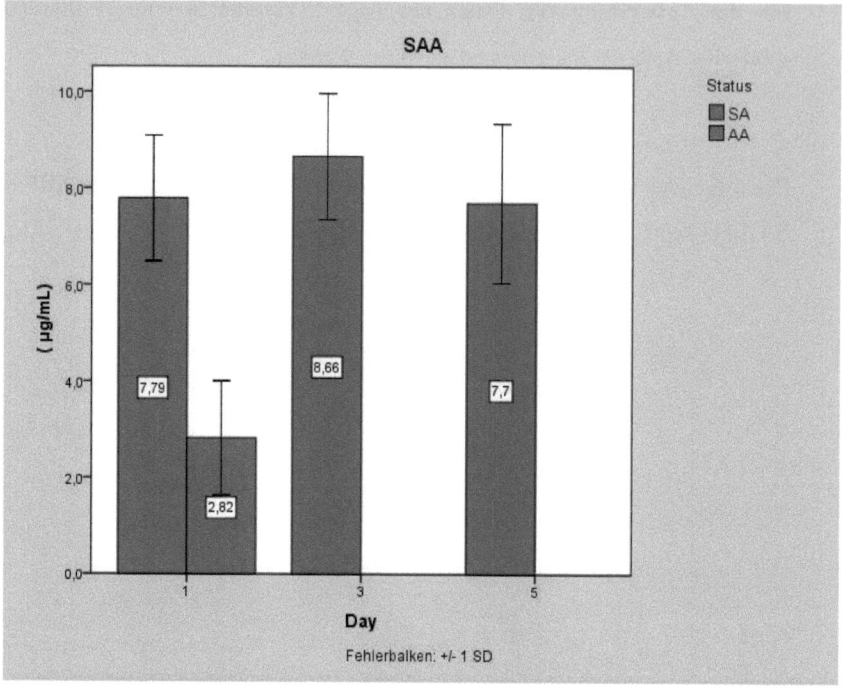

Abb.15: Die Darstellung von SAA-Verlauf von alle verfügbare Daten der unterschiedlichen Fälle über 8 Tagen mit Balkendiagramm bei septischen und aseptischen Arthritis Patienten.

Tab 7: CRP und SAA Konzentrationen bei septischer und aseptischer Arthritis Patienten.

		N	Min.	Max.	Med.	MW± SD
Septische Arthritis	CRP1	21	1,0	31,7	10,8	12,3±7,7
	CRP3	10	1,2	30,4	10,5	12,3±9,3
	CRP5	9	4,7	65,4	10,2	18,2±19
	CRP8	4	3,1	20,6	9,2	10,5±7,4
	SAA1	8	6,4	10,0	7,4	7,8±1,4
	SAA3	5	7,3	10,0	8,5	8,7±1,4
	SAA5	4	6,1	10,0	7,4	7,7±1,7
Aseptische Arthritis	CRP1	27	1,1	17,7	8,8	8,7±4,3
	CRP3	0				
	CRP5	0				
	CRP8	0				
	SAA1	17	1,5	6,5	2,5	2,8±1,2
	SAA3	0				
	SAA5	0				

CRP- Konzentrationen für Septische Arthritis zeigten einen signifikanten Anstieg während der ersten fünf Tage innerhalb der Probeentnahmezeitpunkte. CRP Werte für die ersten und dritten Tag der Probenentnahmezeitpunkt waren etwa auf gleichem Niveau MW± SD 12,3±9,2 µg/ml und die Höchstkonzentration wird am fünften Tag MW± SD 18,2±18,9µg/ml erreicht. Am achten Tag der Probenentnahme MW± SD 10,5±7,3 µg/ml waren ein Abfall zu beobachten. SAA zeigt gleiche Tendenz wie CRP. SAA Werte für Septische Arthritis zeigten einen signifikanten Anstieg innerhalb ersten drei Tage innerhalb der Probeentnahmezeitpunkte Am ersten Tag war der ermittelte Wert auf MW± SD 7,7±1,3 µg/ml und die Höchstkonzentration wurde am dritten Tag (MW± SD 8,6±1,3µg/ml) erreicht und am fünften Tag (7,6±1,6 µg/ml) begann die Konzentration zu abnehmen.

CRP und SAA Werte für Aseptischen Arthritiden im Blutserum wurde für CRP MW± SD 8,7±4,2 µg/ml und für SAA MW±SD 2,8±1,1 µg/ml ermittelt.

4.3.4. VERGLEICH VON CRP UND SAA IN DER SA UND AA GRUPPE

Der CRP Mittelwert im Blutserum war bei septischen am Tag 1 Patienten am Tag 1 12,2 µg/ml und bei Fällen mit aseptischer Arthritis 8,7 µg/ml. Es gibt einen signifikanten Unterschied zwischen den Gruppe 1 und Gruppe 2. ($p \leq 0,05$).

SAA-Konzentrationen wurden in den Gruppen „Septische Arthritis" und „Aseptische Arthritis" hoch signifikant unterschiedlich. Der SAA- MW± SD im Blutserum der Septischen Patienten war MW± SD 7,8±1,3 µg/ml und für die Aseptischen Patienten 2,86±1,26µg/ml ($p \leq 0,001$).

4.3.5. DER EFFEKT VON ZEIT AUF CRP- SAA VERLAUF

Es könnte keinen signifikanten Effekt von der Zeit auf CRP- Verlauf wahrgenommen werden bezüglich Ab- oder Zunahme der Konzentration (Friedman-Test; p>0,05).

Es könnte keinen signifikanten Effekt von der Zeit auf SAA- Verlauf wahrgenommen werden bezüglich Ab- oder Zunahme der Konzentration (Friedman Test p>0,05).

4.3.6. DIAGNOSTISCHE WERT (SENSIBILITÄT) DER SAA UND CRP KONZENTRATIONEN FÜR DIE DIAGNOSE SEPTISCHE ARTHRITIS

Stellt sich die Frage wie sensibel der SAA und CRP Messungen sein bei der Klassifizierung von Arthritiden in septisch und aseptisch. Dafür wurde eine ROC- Kurve erstellt aus den Daten des Tages 1.

Als Goldener Standard bei diesem Verfahren wurde die gesamte klassische klinische Untersuchung gewählt womit die Fälle eingeteilt werden in septische und aseptische Arthritis.

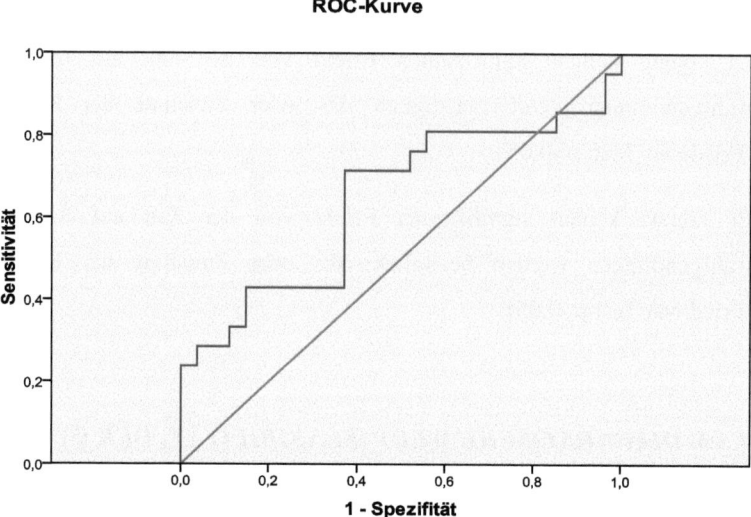

Abb.16. ROC- Kurve für CRP in SA Gruppe. Den grünen Diagonal repräsentiert ein nicht diagnostischer Test. Die blaue Linie liegt über den grünen Diagonal.

Obwohl den blauen Linien in den Graphen ein diagnostisches Vermögen der Test zeigt, ist die Fläche unter der Kurve nur 0,642. Eine Fläche soll mindestens 0.700 sein darum ist CRP nicht tauglich als diagnostisch Kriterium (p=0,94). Um dies mehr einschlich zu machen, folgt hier nach noch eine weitere Analyse. Der Grenzwert für CRP zur Differenzierung von septischer Arthritis von aseptischer Arthritis liegt nach der ROC Analyse bei 8 µg/mL. Nur gibt bei diesem Cutt-off Level 80% korrekt als diagnostizierte SA Patienten weil 56%

der AA Patienten als falsch positiv diagnostiziert wurde. Also dieser Test überbewertet die AA Fälle einerseits und andererseits ist in diesem Model die Chance dass eine SA verpasst wird 1 auf 5.

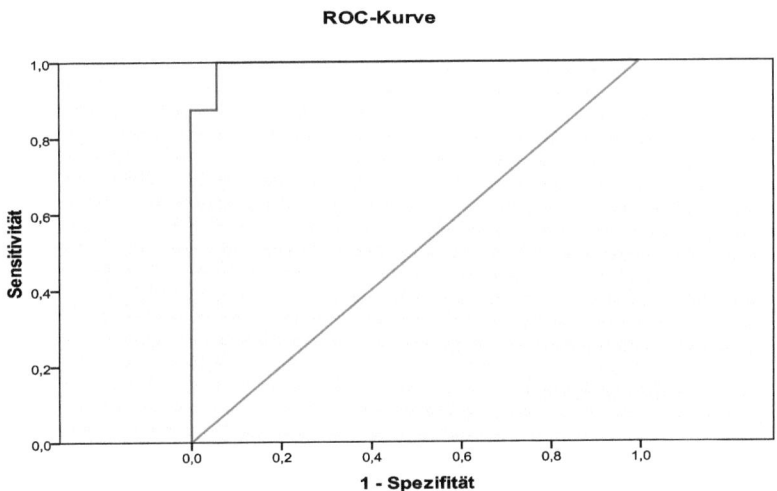

Abb.17: ROC Kurve für SAA in SA-Gruppe

Die Fläche unter der Kurve ist 0,993 und damit signifikant (p=0,000) unterschiedlich von 0,50. Bei einem Cutt-off Level 4 μg/mL gibt es 100 % wahr Positiven für SA und nur 12 % falsch Positive für AA. Also dieser Test verpasst keine Fälle von SA, nur etwa 1 auf 10 der AA Fälle wird als SA angemerkt (siehe Tabelle 10).

Tab 8: SAA Referenzwerte ROC Kreuztabelle				
SAA1 >= 4 µg/ml als Referenzwert ROC Kreuztabelle				
Anzahl. Exakter Test nach Fisher (p<0,001)				
		ROC		Gesamt
		SA	AA	
SAA1 Test:	Positiv	8	2	10
	Negativ	0	15	15
Gesamt		8	17	25

Umformuliert gilt dann, wann einen Grenzwert für SAA von 4 µg/mL ausgewählt wird als Indikation für septische Arthritis, dann haben 80% (8 von 10) der Pferde auch tatsächlich eine septische Arthritis; 20% der Pferd hat doch eine aseptische Arthritis.

Falls der SAA-Wert weniger als 4 µg/ml sind dann hat keine der Pferde eine septische Arthritis; eine aseptische Arthritis ist für 100% sicher als die Übrige klinischen Zeichnens darauf hinweisen.

Nach dem Ergebnisse von oben ist nachgewiesen worden dass das SAA-Protein ein sensibler akute Phase Protein als CRP- Protein bei Pferden mit Infektionen der Gelenke.

4.4. ZYTOLOGIE DER SYNOVIA BEI SEPTISCHEN PATIENTEN

In der Tabelle 9 wurde TP und WBZ Konzentration in der Synovia bei septischen Patienten dargestellt.

Tab 9: Synoviale TP und WBZ-Zahl bei septischen Arthritis Patienten (MW±SD)					
S.Arthritis	Tag1	Tag3	Tag5	Tag8	Referenz Werte
TP-Werte(g/dl)	4,3±1,3	4,4±2	4,2±2	3,8±2,5	<2,0 g/dl
WBZ(Zell/μL)	40783±54503	20270±20993	5110±4831	29823±4621	<500 Zell/μL

Normale synoviale Total-Protein Werte bei gesunden Pferden wurden in der Literatur mit <2,0 g/dl angegeben und bei septischen Arthritis wurde er mit größer als >2,0 g/dl berichtet(STEEL 2008; MORTON 2005).

In dieser Studie wurden die TP-Werte für die septische Arthritis zu allen Probeentnahmezeitpunkten größer als der 2.0 g/dl ermittelt (Tabelle 9). Es waren keine deutliche Schwankungen und signifikante Unterschied zwischen der Probenentnahmezeit Tagen zu beobachten. Synoviale TP Werte waren vom ersten bis zum achten Tag ungefähr auf gleichem Niveau geblieben und es war am achten Tag einen schwachen Abfall zu erkennen. Der Total Protein Wert in der synoviale Flüssigkeit ist ein Aussagekräftiger klinischer Parameter um Septische Arthritis zu diagnostizieren.

Synovia Gesamtleukozytenzahl ist am ersten Tag der Probenentnahme am höchsten gemessen. Bei der massiven septischen Arthritis ist der Zellgehalt in der Synovia größer als > 30,000 Zell/μL. Auch er ist ein wichtiger klinischer

Parameter zur Diagnose der Septischen Arthritis. Am ersten Tag war der WBZ-Gehalt am höchsten und fiel dann konstant ab. Das deutet darauf dass die Pferde auf Therapie angesprochen haben.

4.4.A NEUTROPHILE GRANULOZYTEN UND MONONUKLEÄRE ZELLEN IN DER SYNOVIA BEI SEPTISCHER ARTHRITIS

In der Tab.10 wurde Synovia Neutrophile-Granulozyten und Mononukleäare Zellen bei septischer Arthritis Patienten dargestellt.

Tab 10: Prozentsatz der synovialen neutrophilen Granulozyten (Gran) und mononukleären Zellen (Mon) bei septischen Arthritis Patienten (MW ±SD)

S.Arthritis	Tag1	Tag3	Tag5	Tag8	Referenz-wert*
Gran .%	91±7,1	83,5±17,4	72 ±30	58 ±30	> 90%
Mon. %)	9,1±7,1	16 ±17	31 ±33	40 ±24	< 10%

*: Referenzwerte:(STEEL 2008, MORTON 2005).

Bei den Neutrophilen Granulozyten wurde am ersten Tag der Probenentnahme die höchsten Werte (> 90%) erreicht. Dann an den folgenden Tagen waren sie gesunken und am fünften Tag waren die Werte niedriger als <75% und am achten Tag nur noch 58%. Das könnte bedeuten dass Krankheit ab dem fünften Tag begonnen hat abzuklingen. Im Zusammenhang mit den neutrophilen Granulozyten waren die mononukleäre Zellen am ersten Tag am niedrigsten 9 % und an den folgenden Tagen hatten sie sich langsam gesteigert.

4.5. ZYTOLOGISCHE BEFUNDE der SYNOVIA bei ASEPTISCHEN PATIENTEN

In Tab.11 wurden TP, WBZ, Neutrophile Granulozyten und Mononuklären Zellen in der Synovia bei aseptischen Arthritis Patienten dargestellt.

Tab 11: Synovia Ergebnisse bei aseptischen Patienten		
Aseptische Arthritis	(MW±SD)	Referenz-Wert*
TP(g/dl)	2,2±1,4	< 2,5g/dl
Leukozytenzahl(Zell/µL)	887±2273	< 1000 Zell/µl
Neutrophile Gr.(%)	14±14	< 15%
MononükleäreZellen(%)	86±14	>80%

*: Referenzwerte:(STEEL 2008, MORTON 2005).

Alle ermittelten zytologischen Werte für aseptischen Patienten waren im Normbereich der aus der Literatur angegebene Referenzwerte.

4.5.A. VERGLEICH DER ZYTOLOGIE UND DES TP IN DER SYNOVIA

In Tabelle 12 sind die zytologischen Resultate wie auch das totale Proteingehalt der Synovia von Pferde mit septische und aseptische Arthritis am Tag 1 dargestellt.

Tab 12: (MW±SD) des WBZ und der TP Konzentration und Prozentsatz neutrophile Granulozyten (Gran.) und mononuklearen Zellen (Mon.) in der Synovia von Pferde mit septische oder aseptischer Arthritiden am Tage 1.

	WBZ(Zell/µL)	TP(g/dl)	Gran.(%)	Mon.(%)
S Arthritis	40783±54502	4,3±1,2	91±7,1	9,1±7,1
A.Arthritis	7732±2014	2,1±1,4	14,7±13,3	85,2±13,4
p-Wert	≤ 0,001	≤ 0,001	≤ 0,001	≤ 0,001

Die WBZ-Zahl unterscheidet ist signifikant höher bei Pferde mit septischer Arthritis (p≤0,001). Das bedeutet dass die synoviale WBZ ein aussagekräftiger Parameter ist um Septische Arthritis von Aseptischer Arthritis zu unterscheiden.

Referenzwert für Synovia-TP bei gesunden Pferden wurden als <2,5 g/dl angegeben (STEEL 2008, MORTON 2005). MW±SD wurde in dieser Studie für Septische Arthritis Patienten zwischen 4,3±1,2- 5,2±2,9 g/dl und für Aseptischen Arthritis Patienten 2,1±1,3 g/dl ermittelt. Es gibt signifikant Unterschiede zwischen beiden Gruppen(p≤ 0,001). Damit können Synovia-TP Werte zur Unterscheidung zwischen Septischen und Aseptischen Arthritis Patienten herangezogen werden.

Neutrophile Granuloyzten waren bei septische Patienten > 90 % MW±SD 90,94±7,07% und bei aseptischen Patienten MW±SD 14,7±13,3%. Es gibt einen signifikanten Unterschied für Neutrophile Granuloyzten zwischen den beiden Gruppen (p≤ 0,001).

Die Zahl der mononukleären Zellen für die septische Arthritis Gruppe war < 10 Prozent MW±SD 9,1±7,1% und für aseptische Patienten war MW±SD 85,2±13,4 %. Es gibt einen signifikanten Unterschied für Mononukleären Zellen zwischen den beiden Gruppen(p≤ 0,001).

4.6. HÄMATOLOGIE UND LEUKOZYTENDIFFERENZIERUNG BEI SEPTISCHER und ASEPTISCHER ARTHRITIS

In Tab. 13 wurde Blut-TP und Synovia-Werte bei septischen Arthritis Patienten dargestellt.

Tab 13: Blut –TP(g/dl) und WBZ (Zell/μL) bei septischen Patienten (MW±SD)

S.Arthritis	Tag1	Tag3	Tag5	Tag8	Referenz-Wert
TP	6,8±1,0	7±1	7 ± 1	7,5±1	6-8,5 g/dl
WBZ	11478±4292	7421±2824,4	8528±2279	9031,4±2606	6000-12000 Zell/μl

Blut Total-Protein Werte lagen innerhalb der Referenzwerte, die für die gesunden Tiere in der Literatur zwischen 6,0 -8,5 g/dl angegeben sind (STUMPF 2008, GROSCHE 2006; KRAFT u. DÜRR 1995, LATIMER u. RAKICH 2002). In dieser Studie wurde innerhalb der Probenentnahmezeit zwischen (6,8±0,9 g/dl - 7,5±0,7g/dl) ermittelt. Der TP-Wert dieser Gruppe überstieg im Beobachtungszeitraum aber nie das obere Referenzlimit. In dieser Zeit wurden auch keine deutlichen Schwankungen für TP-Werte zu alle Probeentnahmezeitpunkten im Blut ermittelt.

Der Referenzwert ist für Weißen Blut Zellen innerhalb 6,000-12000 Zell/μl angegeben (STUMPF 2008, GROSCHE 2006; KRAFT u. DÜRR 1995, LATIMER u. RAKICH 2002). WBZ-Zahl waren innerhalb Referenz Wert im Beobachtungzeitraum der Studie und überstieg nicht der obere Referenzwert. Es hat keine deutlichen Schwankungen innerhalb der Probenentnahmezeit gefunden. Am ersten Tag wurden die höchsten Werte ermittelt. Am dritten Tag war ein Abfall zu erkennen und am fünften und achten Tag war wieder ein Anstieg zu erkennen. Blut-WBZ haben einen biphasischen Verlauf gezeigt.

In Tab 14 wurde Blut TP und WBZ bei aseptischer Arthritis Patienten dargestellt.

Tab 14: Blut TP und WBZ-Zahl bei Aseptischen Patienten		
Aseptische Arthritis	(MW±SD)	Referenzwerte
TP(g/dl)	6,4±0,5	6-8,5 g/dl
WBZ(Zell/μL)	7732±2015	6000-12000 Zell/μL

Blut Totalprotein und WBZ bei Aseptischen Arthritis Patienten waren auch innerhalb der Referenzwert.

4.6.A. VERGLEICH DER BLUT- TP UND BLUT-WBZ IN BEIDE PATIENTEN GRUPPEN

In Tabelle 15 wurde der Blut-TP und WBZ Konzentration am Tag 1 dargestellt .Es wurde Mittelwerte am Tag 1 verglichen.

Tab 15: Vergleich der Blut-TP und WBZ		
Blut	WBZ-(Zell/μL) (MW±SD)	TP(g/dl) (MW±SD)
S.Arthritis	11478±4292	6,8±1
A.Arthritis	7732±2015	6,4±0,5
p-Wert	≤ 0,001	>0,05

Die Referenzwerte für Blut-TP wurden in den Quellen zwischen 6,0-8,5 g/dl angegeben (STUMPF 2008, GROSCHE 2006 KRAFT u. DÜRR 1995; LATIMER u. RAKICH 2002). In unsere Studie wurde für septischen Patienten 6,8±0,9 g/dl und für aseptische Patienten 6,4±0,5 g/dl gemessen($p>0,05$). Es gibt keinen signifikanten Unterschied zwischen den beiden Gruppen. Das heißt dass sich der Blut TP Wert nicht signifikant bei septischen Patienten und aseptischen Patienten erhöht und innerhalb der Referenzwerte bleibt.

Referenzwert für WBZ Zahl im Blut für gesunde Pferde wurden zwischen 6,000-12000 Zell/μl angegeben(STUMPF, 2008; GROSCHE, 2006; KRAFT u. DÜRR, 1995; LATIMER u. RAKICH, 2002). In dieser Studie wurde die WBZ-Zahl im Blut für die septischen und für die aseptischen Patienten innerhalb der Referenzwerte ermittelt. WBZ-Zahl im Blut wurde für die Septischen Patienten MW ±SD 11477,5±4291,4 Zell/μl und WBZ Zahl im Blut für die Aseptischen Patienten wurde MW ±SD 7731,7±2014,2 Zell/μl ermittelt.

Als Schlussfolgerung kann gesagt werden dass TP zur Unterscheidung Septischer Arthritis von Aseptischer Arthritis nicht als signifikanter Parameter herangezogen werden kann($p> 0,05$). Blut-WBZ kann zur Unterscheidung Septischer Arthritis von Aseptischer Arthritis als signifikanter Parameter herangezogen werden($p\leq 0,001$).

4.6. B. VERGLEICH DER FIBRINOGENWERTE BEI SEPTISCHEN UND ASEPTISCHEN ARTHRITIS PATIENTEN

In.Tab.16 wurde Fibrinogen Werte(mg/ml) dargestellt. Es wurde Mittelwerte am Tag 1 verglichen.

Tab 16.: Vergleich der Fibrinogen Werte(mg/ml) zwischen beiden Gruppen(MW±SD)

Fibrinogen	Tag1	Tag3	Tag5	Tag8	Referenz-werte
S.Arthritis	610±478	752 ±661	735 ±620	566±377	100-500mg/ml
A.Arthritis	354±163				100-500mg/ml
p-Werte	≤ 0,05				

Der Referenzwert für Fibrinogen bei gesunden Pferden liegt im Bereich (100-500 mg/dl) (SCHWENDENWEIN 1995; KRAFT u. DÜRR 1995; LATIMER u. RAKICH 2002). Die Fibrinogenwerte bei Pferden mit septischer Arthritis in unserer Studie lagen oberhalb des Referenzwerts. Aber es wurde kein hoch signifikanter Anstieg beobachtet. Ab ersten bis achten Tag hat es sich langsam gesteigert und am achten Tag wurde ein schwacher Abfall beobachtet. Fibrinogen Werte für Aseptischen Arthritis Patienten wurde mit(353,3±162,8 mg/ml) innerhalb des Referenzwertes ermittelt. Der Unterschied zwischen beiden Gruppen war signifikant (p≤ 0,05).

Fibrinogen kann auch als wichtiger Parameter zur Differenzierung der septischen Arthritis von Aseptischen Arthritis verwendet werden. Fibrinogen Werte sind nicht so aussagekräftig während früher Phase der Krankheit wie andere Akute-Phase-Proteine um zu sagen die Krankheit ist im Abklingen weil

Fibrinogen Werte während der Krankheit langsam steigen und über einen langen Zeitraum hoch bleiben.

4.6.C. SEGMENTKERNIGE UND STABKERNIGE NEUTROPHILE GRANULOZYTEN BEI SEPTISCHER UND ASEPTISCHER ARTHRITIS

In Tab. 17 wurde Segmentkernige und Stabkernige neutrophil Granulozyten in Septische Arthritis Patienten dargestellt.

Tab 17: Segmentkernige und Stabkernige Neutrophil Granulozyten in Septische Arthritis Patienten(MW±SD)					
S.Arthritis	Tag1	Tag3	Tag5	Tag8	Referenzwert
Segmentkernige NG (Zell/μl)	8443±3350	4973±2380	5299±1761	5477±1053	**3000-6000** Zell/μL
Segmentkernige NG (%)	77,0±7,5	66±11,6	61,0±9,1	63,4±7,2	**45-70 %**
Stabkernige NG(Zell/μL)	0,110±0416	0,073±0,0283	0,085±0,0243	0,088±0,027	**0-600** Zell/μL
Stabkernige NG(%)	0,3±0,8	0,0±0,0	0,0±0,0	0,0±0,0	**0-6 %**

Als Referenzwert für Segmentkernige Neutrophile Granulozyten im Blut wird zwischen 3000-6000 Zell/μL und in Prozent % als 45-70% angegeben (SCHWENDENWEIN 1995, LATIMER u. RAKICH 2002; KRAFT u. DÜRR 2005). In dieser Studie lag der Wert am ersten Tag deutlich höher als die Referenzwerte MW±SD (8511,805±3459,0764). Am folgenden Tagen waren diese Werte innerhalb Referenzwerte. Am dritten Tag war ein signifikanter Abfall festzustellen, am fünften Tag war wieder ein Anstieg zu erkennen und am achten Tag wieder ein Abfall zu beobachten. Die Segmentkernigen Neutrophilen Granulozyten zeigen einen biphasischen Verlauf. In Prozentwerten hat sich auch gleiche Tendenz gezeigt. Das deutet darauf hin dass Segmentkernige Neutrophile Granulozyten ein bedeutender Parameter ist um septische Arthritis festzustellen.

Referenzwerte für stabkernige neutrophile Granulozyten nach LATIMER u. RAKICH 2002; STUMPF (2008) KRAFT u. DÜRR (1995); SCHWENDENWEIN (1995) sind im Blut in Zell/μL zwischen 0-600 und in Prozent 0-6 %. Es wurde in dieser Studie als Zell/μl niedriger als <1 und in Prozent niedriger als <1 % gefunden. Stabkernige neutrophil Granulozyten sind keine bedeutende klinischer Parameter für septische Arthritis.

In Tab. 18 wurde Segmentkernige und Stabkernige Neutrophil Granulozyten bei Aseptischen Arthritiden dargestellt.

Tab 18: Segmentkernige und Stabkernige Neutrophil Granulozyten bei Aseptischen Arthritiden		
A.Arthritis	MW±SD	Referenzwert
Segmentkernige NG (Zell/μL)	4824±1583,1	3000-6000 Zell/μL
Segmenkernige NG(%)	62,3±10,4	45-70 %
Stabkernige NG(Zell/μL)	0,077±0,0198	0-600
Stabkernige NG(%)	0,0±0,0	0-6 %

Es wurde keine deutlicher Anstieg für Segmentkernige und Stabkernige Neutrophil Granulozyten bei aseptischen Patienten beobachtet. Ermittelte Werte waren innerhalb des Referenzwertes.

4.6.D .VERGLEICH DER SEGMENTKERNIGEN NEUTROPHILEN GRANULOZYTEN IN BEIDEN GRUPPEN

In Tab.19 wurde Vergleich der Segmentkernige neutrophil Granuloyzten in beiden Gruppen dargestellt .Es wurde Mittelwerte am Tag 1 verglichen.

Tab 19: Vergleich der (MW±SD) Blut-Segmentkernige neutrophil Granulozyten(Zell/μL) am Tag 1	
S.Arthritis	8511,9±3459,1
A.Arthritis	4824±1583,1
p-Wert	≤ 0,001

Segmentkernige Neutrophile Granuloyzten haben sich in den beiden Gruppen signifikant unterschieden($p \leq 0,001$). Die Zahl der Segmentkernigen Neutrophilen Granulozyten kann zur Unterscheidung von septischen Arthritiden von aseptischen Arthritiden herangezogen werden.

4.6.E. LYMPHOZYTENZAHL BEI SEPTISCHER UND ASEPTISCHER ARTHRITIS PATIENTEN

In Tab. 20 wurde Lymphozytenzahl (MW±SD) bei septischen und aseptischen Arthritis Patienten dargestellt. Es wurde Mittelwerte am Tag 1 verglichen.

Tab 20. Lymphozytenzahl bei Septischen und Aseptischen Arthritis Patienten(MW±SD)					
Septische Arthritis	Tag1	Tag3	Tag5	Tag8	Referenzwert
Lymphozyten(Zell/µL)	1905±1070	1478±563	2399±780	2450±12123	1500-5000
Lymphozyten(%)	17±7	23 ±12	29 ±7	27±8	25-60%
Aseptische Arthritis					
Lymphozyten(Zell/µL)	2394±1045				1500-5000
Lymphozyten(%)	30,8±9,5				25-60%
p-Wert	>0,05				

Referenzwerte für Lymphozyten bei gesunden Pferden wurden zwischen 1500-5000 Zell/µL und zwischen 25-60% berichtet (STUMPF 2008; KRAFT u. DÜRR 1995; LATIMER u. RAKICH 2002). In dieser Studie wurde Lymphoyztenzahl bei Pferden mit Septischer Arthritis zwischen 1478,4±562,7 bis 2450,140±1213,4 ermittelt. Die ermittelten Werte waren am ersten Tag 1905,4±1069,9 Zell/µL. Am dritten Tag war ein Abfall 1478,4±562,8 zu erkennen und am fünften und am achten waren wieder ein Anstieg zu beobachten. Die Lymphozytenzahl hat einen biphasischen Verlauf gezeigt. In Prozent wurde Lymphozytenzahl zwischen 16,8 % bis 26,8% ermittelt. Diese Werte waren innerhalb Referenzwert. Lymphozytenzahl haben keine signifikanten Anstiege während Beobachtungsraum in dieser vorliegenden Studie gezeigt.

Bei Pferden mit Aseptischer Arthritis wurden 2394,4±1044,9 Zell/μL und in Prozent 30,8 % ermittelt. Diese Werte sind innerhalb Referenzwerte geblieben. Diese Werte haben gezeigt dass Lymphozytenzahl zur Unterscheidung septischen Arthritis von aseptischer Arthritis nicht herangezogen können (p> 0,05).

4.6 .F. MONOZYTENZAHL BEI SEPTISCHEN UND ASEPTISCHEN ARTHRITIS PATIENTEN

In Tab.21 wurde Mittelwert±Standardabweichung der Monozytenzahl bei septischen und aseptischen Arthritis Patienten dargestellt.

Tab 21: Monozytenzahl bei septischen und aseptischen Arthritis Patienten(MW±SD)

S. Arthritis	Tag1	Tag3	Tag5	Tag8	Ref.wert
Monozytenzahl(Zell/μL)	407±184	339,5±181,3	442,5±219	493,5±201,3	**0-100**
Monozytenzahl (%)	3,5±1,1	5,1±1,1	5,2±,1,3	5,5±1,6	**%1-8**
A.Arthritis					
Monozytenzahl (Zell/μL)	272,2±140				**0-100**
Monozytenzahl (%)	3,5±2				**%1-8**
p-Wert	≤0,01				

Die Referenzwerte für die Monozytenzahl wurden bei gesunden Pferden nach LATIMER u. RAKICH 2002 in Zell/μL 0-100 Zell/μL und in Prozent als %1-8 und nach KRAFT u. DÜRR 1995 in Zell/μL 40-400 Zell/μL und in Prozent 1-5 % berichtet. In dieser Studie wurde Monozyten bei septischen Patienten zwischen MW±SD 339,5±181,3- 493,5±201,3 Zell/μL und in Prozent zwischen 3,5±1,1- 5,5±1,6 % gemessen, bei Pferden mit Aseptischer Arthritis wurde 272,2±139,5 Zell/μl und 3,5±1,9 % gemittelt. Bei Septischen Arthritiden Patienten war Monozytenzahl als Zell/μL signifikant erhöht im Vergleich zu Werten von LATIMER u. RAKICH 2002 und waren schwach erhöht im Vergleich zu Werten von KRAFT&DÜRR 1995. Es wurde ein biphasischen Verlauf beobachtet. Am dritten Tag war ein Abfall zu erkennen und am fünften Tag wieder einer schwacher Anstieg beobachtet.

Bei Aseptischen Arthritis Patienten waren die ermittelten Werte innerhalb des Referenzbereiches. Der Unterschied zwischen den beiden Gruppen war signifikant hoch (p $\leq$ 0,01).

4.6.G. EOSINOPHILE GRANULOZYTEN BEI SEPTISCHER UND ASEPTISCHER ARTHRITIS PATIENTEN

In Tab.22 wurde Eosinophile Granuloyzten bei septischen und aseptischen Arthritis Patienten dargestellt.Es wurde Mittelwerte am Tag 1 verglichen.

Tab 22: Eosinophile Granulozyten bei septischen und aseptischen Arthritis Patienten(MW±SD)					
S.Arthritis	Tag1	Tag3	Tag5	Tag8	Referenzwert
Eos. Gran. (Zell/μL)	76,7±61	176,5±66,2	221±157	253±195	40-350
Eos. Gran. (%)	0,7±0,6	2,5±2	2,8±1,7	2,9±2,6	
A.Arthritis					
Eos. Gran.(Zell/μL)	142,1±82				40-350
Eos. Gran.(%)	2,1±1,4				1-10 %
p-Wert	≤ 0,01				

Der Referenzwert für Eosinophile Granuloyzten wurde von KRAFT u. DÜRR (1995) zwischen 40-350 Zell/μL, von LATIMER u. RAKICH, 2002 wurde zwischen 0-800 Zell/μL und 1-10% und von SCHWENDENWEIN I (1995) 0-500 Zell/μL und 5 % angegeben.

Ermittelte Werte für Septische und Aseptische Patienten waren innerhalb des Referenzbereiches. Bei Pferden mit Septischer Arthritis die Zahl der Eosinophilen Granulozyten von ersten Tag der Probenentnahme bis zu achten Tag der Probenentnahme Zeit allmählich gestiegen. P-Wert war hoch signifikant zwischen beiden Gruppen(p≤ 0,01). Die Zahl der Eosinophilen Granulozyten war bei aseptischen Patienten höher als am ersten Tag der septischen Arthritis Patient. Ab dritten Tag der Probenentnahmezeit war Zahl der Eozinophil Granulozyten bei septischen Patienten höher als bei aseptischen Patienten.

4.6.H .BASOPHILE GRANULOZYTEN IN SEPTISCHEN UND ASEPTISCHENARTHRITIS PATIENTEN

In Tab. 23 wurde (MW±SD) der Basophile Granulozyten Konzentrationen bei septischen und aseptischen Arthritis Patienten dargestellt. Es wurde Mittelwerte am Tag 1 verglichen.

Tab.23:Basophile Granulozyten bei Septischen und Aseptischen Patienten(MW±SD)

S. Arthritis	Tag1	Tag3	Tag5	Tag8	Ref.Wert
Bas.Gran.(Zell/μL)	82±65	64±74	49±24,3	45,4±13	0-300
Bas.Gran. (%)	0,7±04	0,7±0,6	0,6±0,2	0,5±0,1	%
A Arthritis					
Bas.Gran. (Zell/μL)	52±28,4				0-300
Bas.Gran. (%)	0,7±04				0-2 %
p-Wert	≤ 0,05				

Referenzwerte für Basophile Granulozyten bei gesunden Pferden sind nach LATIMER&RAKICH 2002 zwischen 0-300 Zell/μL und in Prozent bis zu 3 % und nach KRAFT&DÜRR 1995 0-150 Zell/μL und in Prozent bis zu 2 %.

In dieser Studie waren Basophile Granuloyzten bei septischer Arthritis Patienten im Bereich der unteren Referenzgrenze. Die Basophilen Granulozyten waren nicht signifikant erhöht. Der höchste Wert war mit 81,4 ±64,9 Zell/μL am ersten Tag gemessen und danach wurde ab dritten Tag ein Abfall beobachtet. Bei septische Arthritis und aseptische Arthritis Patienten waren die Basophil Granulozyten innerhalb der Referenzgrenzen .p-Wert war zwischen beiden Gruppen signifikant(p≤ 0,05). Basophile Granulozyten sind bei Gelenkerkrankungen keine wichtigen Parameter.

5. DISKUSSION

Gelenkerkrankungen spielen eine große Rolle als Ursache für Lahmheit beim Pferd(TODHUNTER, 1990; ROSSDALE, 1985). In dieser Dissertation wird die deutschsprachige Einteilung von Gelenkserkrankungen gehandhabt. Hierbei wird eine ätiologische Unterteilung in entzündliche Gelenkerkrankung (Arthritiden) einerseits und degenerativen Veränderungen (Arthrosen) andererseits gemacht. In dieser Arbeit wurde nur Arthritiden betrachtet. Die Arthritiden können generell in zwei Gruppen aufgeteilt werden: a) septische Arthritis und b) nicht-septische Arthritis (LITTLE, 1995; MCIL WRAITH u. TROTTER 1996).

Die Feststellung des Charakters einer Arthritis beim lebenden Pferd ist wichtig für die Therapie und die Prognose. Die bildgebenden Techniken sind dabei meistens wenig hilfreich. Die makroskopischen, mikroskopischen, biochemischen und bakteriologischen Befunde der Synovialflüßigkeit dagegen sind meistens ausreichend aussagekräftig für die Natur der Gelenkserkrankung. Leider kann Synovialflüssigkeit nur gewonnen werden mittels Gelenkspunktion. Bei diesem Verfahren muss mit einem kleinen Risiko auf Komplikationen wie Gelenksblutungen, Knorpelverletzung und Kontamination gerechnet werden. Eine wenig risikovoller Diagnostik und Möglichkeit zum Monitoring der Heilung des Gelenks ist gefragt.

Die klassische klinisch-chemische Blutanalyse alleine ermöglicht aber keine Unterscheidung von aseptischen oder septischen Gelenkerkrankungen (MORTON, 2005; LAPOINTE, 1992). Daher ist der Goldenen Standard für die Diagnostik von septischer Arthritis bis heute noch nicht gefunden. Als Surrogat goldenem Standard gilt aber die traditionelle Diagnostik mittels der klinisch-chemischen und bakteriologischen Ergebnisse der Synovialflüssigkeit. Die Entscheidung für eine Synovial-Punktion kann dabei unterstützt werden mit Ergebnissen aus Radiographie, Ultraschall, Thermographie, Computer-Tomographie oder Magnetresonanztomographie.

Die wichtigste Aussage der Synovia-Analyse ist die Unterscheidung einer septischen Arthritis von einer aseptischen Arthritis: Bei septischer Arthritis ist die qualitative und (semi)quantitative Zytologie der Synovialflüssigkeit ist eine der entscheidende Hilfsmitteln für die Diagnose einer Gelenkinfektion. Die Bakteriologische Untersuchung dient zur Feststellung einer Infektion. Dabei ist eine Gramfärbung der Synovia wichtig und eine Kultivierung von den Mikroorganismen aus der Synovia. Die führenden Spezialisten nützen die absolute und differentielle Leukozytenzahlen und die Total-Protein Konzentration, als die wichtigsten Parameter für die Diagnose der Septischen Arthritis (MORTON, 2005; MCILWRAITH, 2005; BERTONE, 1999; STEEL 2008).

Allerdings kann die endgültige richtige Diagnose der Pferde Gelenkerkrankung gelegentlich doch noch schwierig sein. Die Differenzierung der septischen Arthritis von aseptischer Arthritis ist dann problematisch wenn folgende Situationen vorliegen:

1-Radiologische Auffälligkeiten sind vorhanden aber können nicht mit den klinischen Zeichen wie Schmerz und Lahmheit relatiert werden(DAGLEISH, 2003).

2-Die gehandhabten Kriterien für septische Arthritis liegen nicht vor, z.B. ein niedriges Zellzahl(<30 x109 /μl) trotzdem kann eine infektiöse Arthritis vorliegen(BERTONE, 1999). Bei manchen Fällen sind niedrige Leukozytenzahlen in den frühen Phasen der Infektion gefunden. Bei einigen traumatischen Arthritis und Autoimmun-Arthritis Patienten werden dagegen auch hohe Leukozytenzahlen fast gleich hoch wie bei einer septischer Arthritis festgestellt.

Bei negativer Bakterienkultur kann mittels PCR eventuell bakterieller DNA in der Synovialflüssigkeit nachgewiesen werden. Auch können Enzyme und Zytokine einen Hinweis auf Entzündung und Infektion verschaffen (GIBSON, 1996; BERTONE, 2001, MCILWRAITH, 2005). Jedoch sind diese Methoden in der Routinediagnostik nicht praktikabel. Daher bleibt die Bestimmung der Total- und Differentialzellzahl der Synovia eine primär wichtige Methode zur Diagnose der Septischen Arthritis (STEEL, 2008).

3- Obwohl die Bakteriologische Untersuchung sehr wichtige Information liefert, sind nur bei etwa 25 % der Fälle Bakterien mittels konventioneller Bakterienkultur Methoden nachzuweisen. Falls die Synovialmembran für Bakteriologische-Kultur benützt wird, scheint ein besserer Aufdeckungsgrad erreicht zu werden(BERTONE, 1999; LAPOINTE, 1992b). Die synoviale Leukozytenzahl bei Tieren die mit Antibiotika behandelt wurden und kann normal erscheinen, Antibiotika können die Anzucht der Bakterien behindern (RIBERA, 2011).

4. Die Entscheidung ob ein Pferd geheilt ist und wieder trainiert werden kann, ist auch eine wichtige Sache beim Patientenmanagement. Derzeit lasst sich das nur verfolgen mittels wiederholter zytologischer, chemischer und bakteriologischer Untersuchung der Synovia. Hierbei sind das TP, WBC und das

differenzielle Zellbild der Synovia der empfindlichste Indikator für Gelenkerkrankungen (DAGLEISH, 2003).

Die WBZ sinkt generell nach 24 Stunden deutlich ab, die TP-Werte zeigen keine deutlichen Schwankungen und der Prozentsatz der neutrophilen Granulozyten kann allmählich sinken oder steigen. Bei Pferde die mit Antibiotika behandelt wurden, sollte ein negatives Ergebnis der Bakterien Kultur vorliegen (RIBERA, 2011).

Die technische Schwierigkeiten und die Risiken der Arthrocentese behindern ein gutes Monitoring einer Arthritis. Also wäre eine nicht invasive Technik eher zu befürworten.

Eine potentielle Technik wurde die Bestimmung der Entzündungsmarker und die Überwachung ihrer Verlaufskurve sein. Vor allem jene Entzündungsmarker die im Serum bestimmt werden, können einen Vorteil bieten. Es gibt aus dem Humanmedizin Hinweise dass CRP und SAA potentielle Marker sind. Die Kinetik dieser Marker ist auch fürs Pferd beschrieben (TAKIGUCHI, 1990; YAMASHITA, 1991; NUNOKAWA, 1993; JACOBSEN 2007) und beide Marker scheinen sich zu eignen um diese Frage beantworten zu können.

5. Die Röntgen- und Ultraschalluntersuchung ist derzeit meist verwendete Bildgebende Diagnostische Methoden bei der Lahmheitsdiagnostik. Die Merkmale der Entzündungen auf Röntgenbild sind meistens in der Chronische Phase sichtbar aber manchmal auch nicht. Sie korrelieren häufig nicht mit der klinische und Laborbefunde. Ultraschall ist besonders für die Erkennung von Veränderungen der Weichteile geeignet. Die anderen Diagnostischen Methoden sind derzeit in der Routine Diagnostik wegen der Kosten nicht häufig verwendbar.

Osteochondrotische Läsionen sind in der chronischer Phase, wenn chirurgische Eingriffe erforderlich meistens erkennbar. Falls in der frühe Phase das Problem erkennbar ist, könnten erstmals geeignete konservative Behandlung-Methoden gewählt werden. Das Verfolgen der Progression der Defekte wäre auch ein Vorteil für eine Behandlungsstrategie. Heute wird mit Radiographie die Vorgang der Krankheit verfolgt wobei zu bedenken ist dass die Radiographie ist nicht sehr sensitiv ist um kleine Läsionen in der frühen Phase aufzudecken. Daher gibt es ein großes Interesse für potentielle Biomarker in leicht zu gewinnende Körperflüssigkeiten wie Blut und Synovialflüssigkeit und Urine(BILLINGHURST, 2004).

6. Die Arthrocenthesis kann gelegentlich schwierig sein, wegen der anatomischen Lage oder falls es keine ausreichende Synovialflüssigkeit gibt.

Alle oben erwähnte Fakten zusammengenommen ist es evident dass ein oder mehrere alternativen leichter zu erhebenen Parametern einen großen Vorteil für die Diagnostik der Arthritiden bieten können. Die Bestimmung ausgewählter Entzündungsmarker im Blut könnte dabei eine Hilfe bieten um die Art der Arthritis und seinen Heilungsverlauf zu bestimmen (TREMAINE, 2000; DAGLEISH, 2003).

Potentielle Parameter könnten die Akute Phase Proteine im Serum sein.

Einsicht in der Vorgänge in einem entzündeten Gelenk bezüglich der Rolle unterschiedlicher Entzündungsmarker in der Synovialflüssigkeit und ihrer Interaktion mit den beteiligten Elemente der Innate Immunität suggeriert dass CRP und SAA gute Kandidaten sind (HULTEN, 2002b; JACOBSEN, 2006b,c.).

Nur ist bis jetzt mehr bekannt über die Rolle von Biomarkern bei nichtinfektiösen Gelenkerkrankungen (MCILWRAITH, 2005) als bei infektiöse. FIETZ et al., (2008), fanden einen signifikanten Anstieg der Myeloperoxidase-Aktivität in infizierter Synovialflüßigkeit. JACOBSEN et al. (2006 c) beschreibend dass das Serum Amyloid A in der Synovialflüßigkeit ein guter Marker für infektiöse Arthritis und Sehnenscheideentzündung ist.

Mit Biomarker in Serum und in der Synovia könnten Gelenkerkrankungen schon nachgewiesen werden bevor klinische Zeichen sich entwickelt haben.

Das Ziel dieser Forschungen war es um mit Hilfe von SAA und CRP Konzentrationen in Plasma zu einen verbesserten Differenzierung der Gelenkerkrankungen in septische und aseptische Arthritis zu gelingen. Ein zusätzliches Ziel war die Bestimmung der Krankheitsphase in akut oder chronisch.

Diese Ziele führten zur folgender Hypothese in dieser Arbeit: Die Plasmakonzentrationen von SAA und CRP bei Pferde mit Arthritis ermöglichen bei scharf definierten Referenzwerten einen Einteilung in septischer und aseptischer Arthritis. Weiter ist durch Betrachtung des zeitlichen Verlaufs dieser Marker die Entwicklung des Heilungsprozess zu verfolgen.

Die Auswahl von SAA und CRP erfolgte nach Abwägung mehrerer Aspekte wobei vor allem das Kinetische Profil wichtig ist.

Das kinetische Profil der APP ist sehr unterschiedlich. SAA ist das Haupt Akute-Phase-Proteine beim Pferd (JACOBSEN, 2007; LINDEGAARD, 2010). Daher wurde SAA ausgewählt. CRP hat auch ähnliches kinetisches Profil wie SAA obwohl CRP beim Pferd nur ein moderates APP ist. Im Serum des gesunden Tieres ist es verglichen mit anderen nur als Spurenprotein vorhanden. Bei Entzündungen kommt es innerhalb von 6-12 Stunden zu einem Anstieg der CRP- und SAA- Konzentration im Serum des Patienten (KRÜGER, 1995).

5.1. METHODIK

Unsere Studie war retrospektiv, wobei 2 Gruppen betrachtet wurden. Pferde mit septischen und aseptischen Arthritiden. Serum SAA und CRP wurden bei alle Patienten am ersten Tag betrachtet. In der Septische Arthritis Gruppe könnte auch am 1,3, 5 und 8.Tag bei einigen Pferden den Verlauf verfolgt worden. Es gibt zwar kaum ähnliche klinischen Studien aber die experimentellen Studien von HULTEN et al., 1999b, 2002b; JACOBSEN et al., 2006 a, b; LINDEGAARD et al., 2010, bestätigen dass die ausgewählte Parameter SAA und CRP sinnvoll sind. Nur JACOBSEN et al., (2006c) hatten die SAA-Konzentration bei spontan vorkommende septischer und aseptischer Arthritis untersucht. Das CRP- Protein bei Equine Arthritis wurde von TAKIGUCHI et al., (1990) untersucht und es wurden bewiesen dass das SAA-Protein aussagekräftiger als CRP ist.

Auch in unserer Studie wurde dies gefunden. Die SAA-Konzentrationen waren bei septischer Arthritis Patienten deutlich höher als bei aseptischer Arthritis.

Einen Vergleich der Höhe der gemessenen SAA und CRP Werte ist schwierig da unterschiedliche Test Kits genützt werden.

5.2. CRP

Referenzwert für CRP bei gesunden Pferden wurden von TAKIGUCCI, et al., (1990) 7,4±2,0 µg/ml und von YAMASHITA, et al., (1991) ≤ 8 µg/ml angegeben. In beiden Studien wurde CRP- Serumkonzentration mittels Single radiale Immunodiffusion gemessen. LENZ, (2000) gibt mit kompetitiver ELISA bei den gesunden Pferden eine Konzentration von 7,2 µg/ml an. STUMPF, et al., (2008) gibt für immunoturbidimetrische ELISA eine Obergrenze von 10 µg/ml an. GROSCHE,et al., (2006) gibt für kompetitiver ELISA 10,7 ± 2,4 µg/ml für normale Pferde an.

In unserer Studie wurde CRP- Serumwerte mittels kompetitiver ELISA im Serum von Pferden mit septischen und aseptischen Patienten gemessen. Unsere Mittelwert für die CRP Werte bei septischen Patienten war am ersten Tag mit 12,2±7,6 µg/ml, deutlicher höher als die der Mehrheit der oben erwähnte Werte gesunder Pferde, unabhängig von der Analysemethode.

Für Pferden mit septischer Arthritis geben TAKIGUCCI, et al., (1990) 11,5±3,0 µg/ml an. Dieser Wert ist ähnlich an jene unserer Studie.

Diese gefundenen Erhöhungen des CRP sprechen für eine deutliche Akut-Phase-Reaktion innerhalb der 24 Stunden vorabgehend der klinische Untersuchung. Bei den Tieren mit spontaner Infektion konnten natürlich vorher keine Ausgangswerte erhoben werden. Der Verlauf des CRP bis zum dritten Tag zeigt mit 12,3±9,2 µg/ml ein überraschend gleichbleibendes Niveau. Der CRP- Wert betrug am fünften Tag 18,2±18,9 µg/ml, was einen signifikanter Anstieg bedeutet und einen Hinweis gibt für eine Verschlechterung. Am achten Tag wurden 10,5±7,3 µg/ml ermittelt, somit eine geringe durchschnittlichen Abfall unter den Ausgangswert. Es könnte aber auch bedeuten dass die CRP- Werte etwa nach einer Woche beginnen zu fallen.

In vergleichbaren Studien erreichten die CRP- Konzentrationen ihre Maximalwerte innerhalb 3 oder 5 Tage, nach einer Woche war ein Abfall zu beobachten. Nach einer Woche oder zwei Wochen erfolgte die Rückkehr zum Basiswert (TAKIGUCCI, et al., 1990, YAMASHITA, et al., 1991, NUNOKOWA, et al., 1993, LENZ, 2000). Der Verlauf der CRP- Serumkonzentration im Serum der septischen Patienten in unsere Studie war durchaus konform mit diesen Studien.

Bei aseptischen Patienten wird eine mittlere CRP- Serumkonzentrationen von 8,7±4,3 µg/ml ermittelt. Dieser Wert war niedriger als jener Mittelwert der septischen Arthritis Gruppe. Ebenso war sie niedriger als TAKIGUCCI, et al., (1990) für ihre septischen Arthritis Gruppe beschreiben. In unserer Studie ermittelte Werte für CRP bei aseptischen Patienten waren innerhalb der Referenzgrenze für gesunde Pferden, wie sie in den Literaturen angegeben sind (TAKIGUCCI, et al., 1990, YAMASHITA, et al., 1991, NUNOKOWA, et al., 1993, LENZ, 2000). Das bedeutet dass die CRP- Werte im Serum bei nicht entzündlichen Gelenkerkrankungen sich nicht signifikant erhöhen und unterscheiden sich nicht von bei gesunden Pferden ermittelten Werten.

Unserer Studie zeigt dass die CRP-Konzentration bei septischer Arthritis höher ist als bei aseptischen Arthritis Patienten und bei gesunden Pferden. Also ist der CRP-Konzentration Messungen hilfreich um infektiöse Arthritis Patienten von nicht-infektiöse und von gesunden Pferden zu unterscheiden. Für die Diagnose von aseptischer Arthritis ist sie aber wenig geeignet.

Diese Ergebnisse bestätigen unsere Hypothese.

5.3. SAA

In unserer Studie wurde ferner die SAA-Konzentration im Serum von Pferden mit septischen und aseptischen Arthritiden mittels ELISA(Sandwich ELISA Tridelta/Irland) untersucht.

Es konnte kein signifikanter Einfluss von der Zeit auf SAA- Verlauf konkret auf Ab- oder Zunahme der Konzentration wahrgenommen. Denn der nichtparametrische Test ist wenig empfindlich und mit wenige Probenzahlen können nicht große Veränderungen erkennen werden.

Die Serum -SAA-Werte bei septischen Patienten im Mittelwert am ersten Tag der Probe Entnahmezeitpunkt 7,8±1,3 μg/ml und am dritten Tag 8,7±1,3 μg/ml und am fünften Tag 7,7±1,6 μg/ml ermittelt. Leider waren für Tag 8 keine SAA Werte bestimmt. Bei der aseptischer Arthritis Gruppen war der mittlere SAA-Konzentration 2,8±1,1 μg/ml.

POLLOCK, et al., (2005) hat SAA-Serumkonzentration mit gleichem Test gemessen und gibt für gesunden Pferden ≤ 0,15±0,07 μg/ml an. Die in unsere Studie ermittelten SAA-Konzentrationen für die septische Arthritis Gruppewaren bei alle Probeentnahmezeitpunkten deutlich höher als dieser Wert.

Die in unsere Studie ermittelte SAA-Konzentration bei aseptischer Arthritis waren auch höher als jene der gesunde Pferde von POLLOCK, et al., 2005.

Die in unserer Studie ermittelten SAA-Konzentrationen waren zu allen Probeentnahmezeitpunkten bei septischen Patienten signifikant höher als die ermittelten Werte bei aseptischen Patienten und bei gesunden Pferden nach der Literatur.

Nach experimentell induzierten und spontan vorkommenden Gelenkinfektionen steigen SAA-Konzentrationen innerhalb 12 Stunden in der Synovialflüssigkeit und im Blutserum an. SAA-Konzentrationen erreichten ihre Höchstwerte nach 48 Stunde und bei manchen Studien binnen 72 Stunden. Serum- und Synovia-SAA-Konzentrationen sinken auf den Basiswert im allgemeinen in 6-8 Tagen oder in zwei Wochen (HULTEN, C. et al., 1999b;2002b, JACOBSEN et al., 2006b; LINDEGAARD et al., 2010).

In unserer Studie hat der SAA-Verlauf bei septischen Patienten eine gleiche SAA-Verlaufskurve wie bei experimentell induzierter oder natürlich vorkommender septischer und aseptischer Gelenkerkrankungen gezeigt.

In unserer Studie wurde bewiesen dass die Bestimmung der SAA-und CRP-Konzentration die Differenzierung infektiöser von nicht-infektiösem Arthritis ermöglicht. Die Sensitivität und Spezifität des Tests mit SAA und CRP wurde mit ROC-Kurve berechnet. Die gewählte diagnostischer Grenzwert für CRP liegt bei 8 μg/mL. Bei diesem Cutt-off Level wurde 80 % der SA Fälle richtig detektiert und 56% der AA Fälle als falsch positive angemerkt. Für SAA gibt einen Grenzwerte von 4 μg/ml ein zuverlässiger Test. Beim Cutt-off Level von 4 μg/mL gibt´s 100 % richtig detektierte SA Fälle und nur 12 % falsch positiv klassifizierte AA Fälle. Der Test mit SAA-Protein ist also sensibler als jener mit dem CRP- Protein bei Pferden.

5.4. ÜBRIGE PARAMETER

In unsere Studien wurde die Leukozytenzahl und ihrer differentielle Zellzahl (vor allem der % neutrophilen Granulozyten), das TP der Synovia genützt um zwischen beiden Gruppen zu differenzieren. Dies ist auch der bis jetzt „Goldene Standard" für die Diagnostik (STEEL, 2008; MORTON, 2005; BERTONE, 1999).

Bezüglich Blutuntersuchung waren die klassischen Parameter für Entzündung wie die Gesamtleukozytenzahl und das Differenzialblutbild für die beiden Patienten Gruppen nicht aussagekräftig zur Differenzierung der Art der Gelenkerkrankungen.

Signifikante Unterschiede zwischen beide Gruppen wurde für das Fibrinogen gefunden, es war deutlich höher bei septischer Arthritis Patienten als bei aseptischer Arthritis Patienten, aber das Fibrinogen bei den septischer Arthritis Patienten war nur knapp über den Referenzwerte. Die klassische Hämatologie zeigte zwar gelegentlich signifikante Mittelwertunterschiede zwischen den 2 Arthritis-Gruppen, aber weil alle Werte innerhalb der Referenzbereiche lagen, hat dieser Trend keinen Bedeutung für die Diagnostik bei dem Einzeltier für die Entscheidung ob es an einer septischen Arthritis oder aseptischen Arthritis leidet. Noch war die Hämatologie aussagekräftig bei der Kontrolle der Heilung.

5.5. DIAGNOSTISCHE ZUVERLÄSSIGKEIT

Nach unseren Ergebnissen ist mit der Bestimmung der SAA und CRP Proteine die Unterscheidung der septischen Patienten von aseptischen Patienten möglich. Es gibt deutlich signifikante Unterschiede für die Konzentration der beiden Proteine zwischen den Gruppen. Es gab in unsere Studie Beispiele die bestätigen, dass diese Proteine auch zur Kontrolle des Heilungsverlaufs geeignet sind. Bei einer größeren Probezahl wäre die Kinetik dieser Parameter besser zu analysieren gewesen. Denn diese beiden Proteine beginnen mit der Heilung zu sinken, das Ausmaß konnte nur nicht quantifiziert werden. Diese Ergebnisse gehen konform mit dem kinetischen Profil dieser Proteine, die in anderen Studien beobachtet wurden.

Es wurde festgestellt dass SAA mit richtig definierte Cut-off levels ein sensibler und aussagekräftigerer Parameter bei Pferden als CRP ist.

Es wäre ratsam für zukünftige Studien die Serum Amyloid A Konzentration über längere Zeitraum, ungefähr zwei Woche so bestimmen. Damit könnten Krankheitsphasen (akut oder chronisch) besser unterschieden werden. Die Röntgenologischen Veränderungen bei aseptischen Gelenkerkrankungen wie OCD, Osteoarthritis werden meistens nur in chronischen Phasen erkennbar, darum wäre es sinnvoll herauszufinden ob mit einer seriellen Messung der SAA Konzentrationen eine Früherkennung dieser Krankheit möglich ist.

Durch die Bestimmung der SAA Konzentrationen im Blut könnte bei Patienten mit aseptische Arthritis Gelenkpunktione vermeiden werden und auch bei septische Arthritis könnte der Anzahl der Gelenkpunktionen stark reduziert werden.

6. ZUSAMMENFASSUNG

UNTERSUCHUNG VON AKUTE PHASE PROTEINEN BEIM PFERD MIT SEPTISCHEN UND ASEPTISCHEN GELENKERKRANKUNGEN

In dieser Studie wurden Akute-Phase-Proteine(Serum Amyloid A und C Reaktives Protein) bei Pferden mit Gelenkerkrankungen untersucht. Als Patienten wurden insgesamt 53 Pferde mit spontan aufgetretener septischer und aseptischer Arthritis herangezogen. Das Ziel der Studie war ob mit Beobachtung dieser Entzündungsmediatoren die Differenzierung der septischen Arthritis von der aseptischer Arthritis erleichtert wird und ob eine minimal invasive Heilungskontrolle möglich ist.

In vielen Studien wurde bewiesen dass das Serum Amyloid A Protein das Haupt Akute Phase Protein bei Pferden ist. Daher wurde es in dieser Studie herangezogen. Als zweite Akute-Phase-Proteine wurde C-reaktives Protein bevorzugt. Weil dieses Protein mit dem Serum Amyloid A Protein vergleichbares kinetischen Profil hat. Diese beide Proteine haben kurze Halbwertzeit und während der Entzündung steigen und sinken schneller als andere Akute-Phase-Proteine beim Pferd.

Die Patienten Gruppe mit septischer Arthritis setzt sich aus 24 Pferden im Alter von $8,7\pm4,7$ Jahren zusammen. Diese Gruppe bestand aus 12 Warmblüter, 6 Vollblüter, 2 Traber, 2 Halbblüter, 1 Reitpony und 1 Warmblutes Fohlen. Die septische Arthritis Gruppe bestand aus 10 Wallachen, 6 Hengste, 8 Stuten.

Patienten Gruppe mit aseptischer Arthritis setzte sich aus 29 Pferden im Alter von 9,8±5,4 Jahren zusammen. Diese Gruppe bestand aus 12 Warmblüter, 7 Vollblüter, 6 Traber, 2 Halbblüter, 1 Reitpony. Die aseptische Patienten Gruppe bestand aus 9 Wallache, 6 Hengste, 13 Stuten.

Beide Gruppen sind nach Alter, Rasse und Geschlecht vergleichbar.

Blut und Synovia Proben wurde bei septischen Arthritis Patienten binnen einer Woche abgenommen. Diese Pferde wurden wegen Lahmheit zur Orthopädie Klinik vorgestellt. Nach Routine klinische -, Labor-, Röntgen- und Ultraschall Untersuchungen bei den Pferden mit septischer Arthritis die Proben am ersten, am dritten, am fünften und am achten Tag abgenommen.

Bei den Pferden mit aseptischer Arthritis(OCD/Chip-Fraktur) wurden nach den Routine-untersuchungen einmalig die Blut- und Synovia- Proben abgenommen und Synovia Proben intraoperativ während Arthroskopie Operationen abgenommen.

Das Serum Amyloid A Protein im Blut wurde mittels Sandwich ELISA untersucht. Das C-Reaktives Protein im Blut wurde mittels kompetitiver ELISA bestimmt. Zusätzlich zu diesen Parametern wurde Synovia- und Blut-Werte untersucht.

Bei der SAA-Konzentration wurden bei septischer Arthritis Patienten am dritten Tag Höchstwerte erreicht. Am fünften Tag begann der Wert ab zu sinken. SAA-Konzentrationen waren bei septischer Arthritis Patienten zu alle Probeentnahmezeitpunkten höher als SAA-Konzentrationen bei aseptischer Arthritis Gruppe.

CRP-Konzentrationen waren bei septischer Arthritis Patienten am ersten und am dritten Tag auf gleichem Niveau und am fünften Tag erreichten seine Höchstwerte und am achten Tag begann es zu sinken. Serum CRP-Konzentrationen waren bei septischer Arthritis Patienten zu alle Probeentnahmezeitpunkten höher als Serum CRP-Konzentrationen bei aseptischer Arthritis Patienten.

SAA- und CRP-Serum Konzentrationen waren bei septischen Arthritis Patienten signifikant höher ($p < 0,001$ und $p < 0,005$ bzw) als bei aseptischen Arthritis Patienten. Sensivität und Spezifität der SAA- und CRP Serumkonzentration wurden mit ROC-Kurve überprüft. Hiermit wurde der optimale Obergrenzwert bestimmt. Eine SAA von >4 μg/mL war ein deutlich sensiblerer Hinweise für die Präsenz eines septischen Prozess im Gelenk als eine CRP-Konzentration von >8 μg/mL.

Mit Friedmann-Test wurde der Effekt von der Zeit auf Verlauf der diese Proteine überprüft aber es war aber kein signifikanter Effekt erkennbar.

Synovia WBZ($p \leq 0,001$), TP($p \leq 0,001$), Neutrophile Granulozyten($p \leq 0,001$) und Mononukleare Zellen($p \leq 0,001$) waren signifikanter höher bei septischen Arthritis Patienten als bei aseptischen Arthritis Patienten.

Es hat keinen Unterschied für Blut-TP zwischen beiden Patienten Gruppen gegeben. Aber mittlere Blut-WBZ ($p \leq 0,001$), Fibrinogen ($p \leq 0,05$), segmentkernige Neutrophile Granulozyten($p \leq 0,001$), stabkernigeNeutrophileGranulozyten ($p \leq 0,001$), EosinophilGranuloyzten ($p \leq 0,001$), Basophil Granulozyten ($p \leq 0,05$), Monozyten ($p \leq 0,05$) waren in der septischer Arthritis Gruppe signifikant höher als in der aseptischer Arthritis

Gruppe. Für das Einzeltier bringt diesem Befund für die Diagnostik nichts weil diese Blut-Werte allen für beide Patienten Gruppen im Normbereich waren.

Als Schlussfolgerung kann gesagt werden dass Blut SAA- und CRP-Konzentrationen hilfreiche Parameter sind für die Feststellung ob es bei einem Pferde um septische oder aseptische Arthritis handelt. Die im klinischen Alltag bestimmten Blutparameter sind alleine nicht geeignet für eine solche Diagnose. Nur die zytologische und bakteriologische Untersuchung der synoviale Flüssigkeit kann Auskunft über das Vorliegen einer Infektion geben. Dafür muss aber das Gelenk punktiert werden, was eine extra Chance auf Kontamination bietet. Mit der Bestimmung der CRP und vor allem mit SAA im Blut wird dieses Problem in den meisten Fälle zu umgehen sein.

Mit gestiegener Entzündungsaktivität erreichen SAA und CRP ihre Höchstwerte und zeigen am welchem Zeitpunkt die Krankheit beginnt und am welchem Zeitpunkt die Krankheitsaktivität ihre Peak-Werte erreicht. Mit Beginn der Therapie sinken Blut SAA-und CRP Konzentration, Synovia-WBZ und neutrophile Granulozyten schneller als alle andere Parameter. Die Leukozytentenzahl in der Synovia scheint aber noch sensitiver als SAA-und CRP auf Therapie zu reagieren.

7. SUMMARY

INVESTIGATION ON ACUTE PHASE PROTEINS IN HORSES WITH SEPTIC AND NON SEPTIC JOINT DISEASE

The acute phase proteins, Serum amyloid A (SAA) and C-reactive protein (CRP), were studied in horses with septic and aseptic arthritis. For this retrospective study, the data of a total of 53 horses admitted to the equine hospital of the veterinary university of Vienna were included in this study. The aim of the study was to investigate whether serum SAA or CRP were sensitive parameters for diagnosing and differentiation of septic and aseptic arthritis. Furthermore it was studied if monitoring of the repair process in the joints was possible with these markers of inflammation

Many studies have demonstrated that SAA is the main acute phase protein in horses. It was therefore chosen in this study. Furthermore, CRP was used as a second marker as this protein has similar serum kinetics as SAA. Both proteins have a short half-life. Both increase quickly after onset of inflammation and with the start of the healing they decrease faster than other acute phase proteins such as fibrinogen. The concentrations of these proteins decrease generally with one week with healing.

The group of patients with septic arthritis included 24 horses with a mean age of 8, 7±4, 7 years. This group consisted of 12 warm-blooded, six thoroughbreds, two standardbreds, two half-breeds, one riding-pony and one warmblood foal, of which ten geldings, six stallions, eight mares.

The group of patients with aseptic arthritis included 29 horses with a mean age 9, 8±5,4 years. This group consisted of 12 warm-blooded animals, seven thoroughbreds, six standardbreds, two half-breeds, one riding-pony, of which nine geldings, six stallions and thirteen mares. Both groups were comparable for age, race and gender.

The samples from septic arthritis patients were taken at regular times on the first, third, fifth and eighth day after suspected diagnosis of septic arthritis. Initial diagnosis was made after evaluation of routine clinical lameness examination, hematology and synovial fluid analysis radiography and ultrasound examination.

The samples from aseptic arthritis were taken from horses according to above described routine examination. Cases of aseptic arthritis included (OCD and Chip fracture). The synovial samples were taken intraoperatively during arthroscopic surgery.

The SAA and CRP was analyzed in serum. The SAA was determined by sandwich ELISA. CRP was determined by competitive ELISA. In addition to these parameters, synovial fluid and blood cytological and biochemical parameters were studied.

The SAA concentration reached its highest value on the third day and began to decrease on the fifth day. SAA concentrations were higher in septic arthritis patients at all sampling times compared to SAA levels in the aseptic arthritis group.

CRP concentrations in septic arthritis patients taken on the first and the third day were at the same level. CRP concentration reached its maximum value on the fifth day and began to decline on the eight day. Serum CRP concentrations in septic arthritis patients at all sampling times were higher than those in aseptic arthritis patients.

SAA and CRP serum concentrations were higher in septic arthritis patients (p<0,001 and p<0,05 respectively) compared to aseptic arthritis patients. Sensitivity and specificity parameters of SAA and CRP serum concentrations were obtained by ROC curve. The optimum upper limit for SAA concentration was >4 μg/ml. SAA was much more sensitive indication for presence of septic process in joints as a CRP concentration that showed a critical level of >8 μg/ml.

The effect of time on the changes of these proteins was tested with the Friedman-test but no significant effect was found.

Synovial fluid WBC (p≤ 0,001), TP (p≤ 0,001), neutrophils (p≤ 0,001) and mononuclear cell count (p≤ 0,001) were significantly higher in septic arthritis patients than in aseptic arthritis patients.

There was no difference in blood-TP values between the two patient groups. Blood WBC (p≤ 0,001), fibrinogen levels (p≤ 0, 05), neutrophils counts (p≤ 0,001), banded neutrophils counts (p≤0,001), eosinophil granulocyte counts (p≤ 0,001), basophile granulocyte counts (p≤ 0, 05) and monocyte counts (p≤ 0, 05) in septic arthritis patient were higher than in aseptic arthritis patient, however values were all still within the normal range for both groups. In both groups, blood levels never exceeded the upper reference limits. Blood fibrinogen levels and monocytes counts in septic arthritis patient were slightly higher than reference values.

The conclusion of this study is the SAA and CRP levels in blood are useful parameters to support the diagnosis of joint disease; however these parameters alone are not suitable to determine the character of joint disease. These parameters are suitable for monitoring disease progression or repair activity by the extent of inflammation. Inflammation is more severe in septic arthritis than in aseptic arthritis. SAA and CRP serum levels facilitate the differentiation of septic arthritis from aseptic arthritis.

The beginning of the right therapy will reduce the blood SAA, CRP concentration, the WBC and neutrophil counts in synovia faster than other parameters and they return to baseline value within one week. Synovial fluid WBC is the more sensitive parameter than SAA or CRP, because after beginning of the therapy, synovial WBC count decreased faster than any other of the studied parameters. An increase of synovial mononuclear cells is associated with healing.

8. LITERATURVERZEICHNIS

1) **AGRAWAL, A., SURESH, M.V., SINGH, SK., FERGUSON, JR. D.A.(2008):** The protective Function of Human C - reactive protein in Mouse Models of Streptococcus pneumoniae Infection.
Endocr Metab Immune Disord Drug Targets; 8(4);p: 231-237

2) **ARICAN, M., COUGHLIN, A., CLEGG, P., (2000):** Matrix metalloproteinases 2 and 9 activity in bovine synovial fluids.
J Am vet Med Assoc.;47;p:449-56

3) **ARNAN,P und HERTSCH, B.(2005):** OCD des Fessel-, Sprung- und Kniegelenks im Vergleich vom Fohlen zum Zweijährigen:
Pferdeheilkunde ;21;4 (Juli/August);p:322-326

4) **BADOLATO, R., WANG,J.M., MURPHY,W.J., LLOYD,A.R., MICHIEL, D.F., BAUSSERMAN,L.L., KELVIN,D.J., OPPENHEIM,J.J., (1994):** Serum amyloid A is a Chemoattractant: Induction of Migration , Adhesion and Tissue Infiltration of Monocytes and Polymorphonuclear Leukocytes.
The Journal of Experimental Medicine;180; p:203-209

5) **BARNABE,P.A., CATTELAN,J.W., CADIOLI,F.A,. GODOY,R.F.(2005):** Physical, biochemical and cytological characteristics of the equine digital flexor tendon sheath synovial fluid.
Arquivq Brasileiro de Medicina Veterinaria e Zootecnia; 57(3); p: 288-294

6) **BERTONE, AL. (2003):** Non-infectious arthritis.
In Book: Diagnosis and management of lameness in the horse. Editors: Ross MW, Dyson SJ., Philadelphia: WB Saunders p: 606-610

7) BERTONE,AL., PALMER,JL., JONES,J.,(2001):Synovial Fluid Cytokines and Eicosanoids as Markers of joint Disease in Horses: Veterinary Surgery; 30; p:528-538

8) BERTONE,A.L.(1999): Update of infectious arthritis in horses. Equine Veterinary Education; 11(3); 143-152

9) BERTONE, A.L.(1996): Infectious arthritis. In Book: Joint Disease in the horse. Editors:McIlwraith C, Trotter G, Philadelphia: WB Saunders p:397-409,

10) BILLINGHURST,R.C., BRAMA, P.A.J., VAN WEEREN, P.R., KNOWLTON, M.S., MCILWRAITH,C.W., (2004): Evaluation of serum concentrations of biomarkers of skeletal metabolism and results of radiography as indicators of severity of osteochondrosis in foals: AJVR;65(2);p:143-150

11) BREHM,W., STAECKER,W.(1999): Osteochondrosis (OCD) in the tarsocrural Joint of Standardbred Trotters- Correlation between radiographic Findings and Racing Performance. Proceedings of the Annual Convention of the AAEP; 45; p: 164-166

12) BIRO,A., ROVO,Z., PAPP,D., CERVENAK,L., VARGA,L., FÜST,G., THIELENS NM., ARLAUD,GJ., PROHASZKA,Z., (2007): Studies on the interactions between C-reactive protein and complement proteins. Immunology, 121, p: 40-50

13) BOLAM,C.J., HURTIG,M.B., CRUZ, A., MCEWEN,B.J.E., (2006): Characterization of experimentally induced post-traumatic osteoarthritis in the medial femorotibial joint of horses, AJVR; 67(3); p: 433-447

14) **BROMMER, H., VAN DEN WEEREN, PR., BRAMA, P.A.J.,(2003):** New approach for quantitative assessment of articular cartilage degeneration in horses with osteoarthritis.

Am J Vet Res; 64: p: 83–87

15) **BÜRGER,W., EWALD,C., FENNERT,E.M.,(1998):** Increase in C-reactive protein in the Serum of Piglets (pCRP) Following ACTH or Corticosteroid Administration J.Vet.Med.B;45;p:1-6

16) **BUSK,P., JACOBSEN,S., MARTINUSSEN,T.,(2010):** Administration of Perioperative Penicillin Reduces Postoperative Serum Amyloid A Response in Horses Being Castrated Standing.

Veterinary Surgery;39;p: 638-643

17) **CAIRD,M.S.,FLYNN,J.M.,LEUNG,Y.L.,MILLMAN,J.E.,D`ITALIA,J.G.,DORMANS,J.P.,(2006):** Factors Distinguishing Septic Arthritis from Transient Synovitis of the Hip in Children.

The Journal of Bone and Joint Surgery; 88-A (6); p: 1251-1257

18) **CANTLEY,C.E.L., FIRTH,E.C., DELAHUNT,J.W., PFEIFER,D.U., THOMPSON,K.G.,(1999):** Naturally occurring osteoarthritis in the metacarpophalangeal joints of wild horses,

Equine Vet. J. 31 (1) p: 73-81

19) **CARMONA, J.U., PRADES, M.(2009)**:Pathophsiology of Osteoarthritis: Compendium Equine: Continuing Education for Veterinarians, January/February p:28-40

20) **CARON,J.P.(2005)**: Intra-Articular Injections for Joint Disease in Horses.

Vet Clin Equine;21;p:559-573

21) **CHAVETTE, P.M., PEPYS, M.B., ROBERTS, B., OUSEY, J.C., MCGLADDERY, A.J, ROSSDALE, P.D.,(1992):** Measurement of

Serum Amyloid A Protein (SAA) as an aid to differential diagnosis of infection in newborn foals.

Equine Infectious Diseases; VI; p: 33-38

22) **CICARELLI, D.D., VIEIRA, J.E., BENSENOR, F.E.M., (2008)**: Comparison of C-Reactive Protein and Serum Amyloid A Protein in Septic Shock Patients.

Hindawi Publishing Corporation Mediators of Inflammation Vol. 2008, Article ID 631414, p: 1-5

23) **CRISMANN,MV., SCARRAT,WK., ZIMMERMAN,KL., (2008)**: Blood Proteins and Inflammation in the Horse

Vet Clin Equine;24;p: 285-297

24) **CUNNANE, G., GREHAN, S., GEOGHEGAN, S.(2000)**: Serum Amyloid A in the assessment of early inflammatory arthritis.

J Rheumatol.; 27, p:58-63

25) **CYWINSKA, A., GORECKA, R., SZARSKA, E., WITKOWSKI, L., DZIEKAN, P., SCHOLLENBERGER, A.,(2010)**: Serum Amyloid A level as a potential indicator of the status of endurance horses.

Equine Veterinary Journal; 42(38); p: 23-27

26) **DE GRAUW,J.C., DONABEDIAN,M., VAN DEN LES, C.H.A., PERONA, G., ROBERT, C., LEPAGE, O., MARTIN-ROSSET, W., VAN DEN WEEREN, P.R. (2011)**: Assessment of synovial fluid biomarkers in healthy foals and in foals with tarsocrural osteochondrosis, The Veterinary Journal., doi:10.1016/j.tvjl.2010.12.001

27) **DAGLEISH, M.P., WAKEMAN,K.D., MCDIARMID, A.M.(2003)**: A preliminary evaluation of the use of equine neutrophil elastase 2A concentration in synovial fluid as a marker for joint inflammation in horses.

Equine Veterinary Journal..,35(6) p:623-62

28) **DONG,Q&WRIGHT,JR.(1996)**: Expression of C-reactive protein by alveolar macrophages.

J Immunol;156;p: 4815-4820

29) **DU CLOS, TW.(2004)**: C-reactive Protein-An Activator of Innate Immunity and a Modulator of Adaptive Immunity.

Immunologic Research, 30 /3; p: 261-277

30) **DUGGAN, V.E., HOLYOAK, G.R., MACALLISTER, C.G., CONFER, A.W.(2007)**: Influence of induction of parturition on the neonatal acute phase response in foals. Theriogenology 67; 372-381

31) **DUMOULIN,M., PILLE,F., VAN DEN ABEELE, A.M., HAESEBROUCK, F., OOSTERLINCK,M., GASTHUYS, F., MARTENS, A., (2010)**: Evaluation of an automated blood culture system for the isolation of bacteria from equine synovial fluid, The Veterinary Journal 184, p:83-87

32) **ECKERSALL, PD.(2004)**: The time is right for acute phase protein assays.

The Veterinary Journal 2004; 168; p:3-5

33) **FAGLIARI, J.J., MCCLENAHAN, D., EVANSON, O.A., WEISS, D.J., (1998)**: Changes in plasma protein concentrations in ponies with experimentally induced alimentary laminitis.

Am. J. Vet. Res.;59; p:1234-1237

34) **FAZIO, F., ASSENZA, A., TOSTO, F., CASELLA, S., PICCIONE, G., CAOLA, G. (2010)**: Modifications of some acute phase proteins and the white blood cell count in throughbreds during training,

Veterinary Record;167; p: 370-372

35) **FIETZ,S., EINSPANIER. R., HOPPNER, S., HERTSCH, B., BONDZIO, A.(2008)**: Determination of MMP-2 and -9 activities in synovial fluid of horses with osteoarthritic and arthritic joint diseases using gelatin zymography and immunecapture activity assays,

Equine Vet J; May; 40(3). 266-71

36) **FRISBIE.,DD, AL-SOBAYIL, F., BILLINGHURST, R.C., KAWCAK, C.E., MCILWRAITH, C.W.(2008):** Changes in synovial fluid and serum biomarkers with exercise and early osteoarthritis in horses,

Osteoarthritis and Cartilage 16, 1196-1204

37) **FRISBIE, D.D., MCILWRAITH, C.W., ARTHUR, R.M., BLEA, J., BAKER, V.A., BILLINGHURST, R.C. (2010):** Serum biomarker levels for musculoskeletal disease in two- and three-year-old racing Thoroughbred horses: A prospective study of 130 horses, Equine Vet. Journal 42(7) 643-651

38) **GARLANDA, C., BOTTAZI, B, .BASTONE, A, MANTOVANI ,A. (2005)**: Pentraxins at the crossroads between innate immunity, inflammation, matrix deposition, and female fertility,

Annu.Rev. Immunol.; 23: p: 337-366

39) **GIBSON, K.T., HODGE, H., WHITTEM, T.,(1996)**: Inflammatory mediators in equine synovial fluid,

Australian Veterinary Journal;73(4);p: 148-151

40) **GROSCHE, A., SCHRÖDL, W., SCHUSSER, GF.(2006)**: Spezifische Parameter im Blut und Bauchpunktat zur Ermittlung des Schweregrades von intestinaler Ischämie bei Kolikpferden. Tierärztl Prax;34 (G);p:387-96

41) **HARDY, J.(2006)**. Etiology, Diagnosis and Treatment of Septic Arthritis, Ostetitis, and Osteomyelitis in Foals.

Clinical Techniques in Equine Practice; 5: p: 309-317.

42) **HEWES, C.A., SCHNEIDER, R.K., BASZLER, T.V., OAKS, L.(2005):** Septic arthritis and granulomatous synovitis caused by infection with mycobacterium avium complex in a horse.

JAVMA; 226 (12) p: 2035-2038

43) **HILLSTRÖM, A., TVEDTEN, H., LILLIEHÖÖK, I. (2010):** Evaluation of an in-clinic Serum Amyloid A (SAA) assay and assessment of the effects of storage on SAA samples

Acta Veterinaria Scandinavica;52(8);p:1-6

44) **HOGDALL, E., FUNG, E.T., CHRISTENSEN, I.J., YIP. C., NEDERGAARD, L., ENGELHOLM, SA., RISUM, S., PETRI, AL., LUNDVALL, L., LOMAS, L., HOGDAL, C., (2010):** Proteomic biomarkers for overall and progression-free survival in ovarian cancer patients.Proteomics-

Clinical Applications; 4 (12) p: 940-952

45) **HOWARD&MCILWRAITH. (1996):** Pathophysiology of traumatic arthritis and degenerative joint disease.

In Book:Joint Disease in the Horses: W.B Saunders Company Philidelphia p: 259-260

46) **HULTEN, C., JOHANNSSON, E., FOSSUM, C., WALLGREN, P.(2003):** Interleukin 6, Serum Amyloid A and Haptoglobulin as markers of treatment efficacy in pigs experimentally infected with Actinobacillus pleuropneumoniae.

Veterinary Microbiology;95;p:75-89

47) **HULTEN, C AND DEMMERS, S. (2002a)**: Serum amyloid A (SAA) as an aid in the management of infectious disease in the foal: comparison with total leucocyte count, neutrophil count and fibrinogen
Equine Veterinary Journal;34(7);p:693-698

48) **HULTEN, C., GRÖNLUND, U., HIRVONEN, J., TULAMO, R.M., SUOMINEN, M.M., MARKHAUG, G., FORSBERG, M.(2002b)**: Dynamics in serum of the inflammatory markers serum amyloid A(SAA), haptoglobulin, fibrinogen and α2-globulins during induced noninfectious arthritis in the horse.
Equine Veterinary Journal Equine vet. J; 34 (7); p: 699-704

49) **HULTEN, C., SANDGREN, B., SKIÖLDEBRAND, E., KLINGEBORN, B., MARHAUG ,G., FORSBERG, M.(1999a)**: The acute phase protein serum amyloid A (SAA) as an inflammatory marker in equine influenza virus infection.
Acta Veterinaria Scandinavica;40 (4); p: 323-333

50) **HULTEN, C., TULAMO, R.M., SUOMINEN, M.M., BURVALL, K., MARHAUG, G., FORSBERG, M., (1999b)**: A non-competitive chemiluminescence enzyme immunoassay for the equine acute phase protein serum aymloid A (SAA)-a clinically useful inflammatory marker in the horse.
Veterinary Immunology and Immunopathology;68;p:267-281

51) **HULTEN, C., SLETTEN, K., FOYN, B.C., MARHAUG, G.(1997)**: The acute phase serum amyloid A protein (SAA) in the horse: isolation and characterization of three isoforms.
Veterinary Immunology and Immunopathology; 57:p:215-227

52) **HUSAIN, T.M., KIM, D.H.(2002):** C-reactive Protein and Erythrocyte Sedimentation rate in Orthopaedics.
The University of Pennsylvania Orthhopaedic Journal;15;p: 13-16

53) **HUSEBEKK, A., HUSBY, G., SLETTEN, K., MARHAUG, G., NORDSTOGE, K. (1986):** Charecterization of Amyloid A Protein AA and its Serum Precursor SAA in the Horse. Scand. J. Immunol;23;p:703-709

54) **JACOBSEN, S., NIELSEN, J.V., KJELGAAARD-HANSEN, M., TOELBOELL, T., FJELDBORG, J., HALLING-THOMSEN, M., MARTINUSSEN, T., THOEFNER, M.B.(2009):** Acute Phase Response to Surgery of Varying Intensity in Horses: A Preliminary Study.
Veterinary Surgery;38;p: 762-769

55) **JACOBSEN, S AND KJELGAARD-HANSEN, M. (2008):** Evaluation of a commercially available apparatus for measuring the acute phase protein serum amyloid A in horses: 2008.
Veterinary Record;163;p;327-330

56) **JACOBSEN, S AND ANDERSEN,P.H. (2007):** The acute phase protein serum amyloid A (SAA) as a marker of inflammation in horses.
Equine Veterinary Education;19(1);p:38-46

57) **JACOBSEN, S., KJELGAARD-HANSEN, M., PETERSEN, H.H., JENSEN, A.L., (2006a):** Evaluation of a commercially available human serum amyloid A (SAA) turbidometric immunoassay for determination of equine SAA concentrations.
The Veterinary Journal (172);p: 315-319

58) **JACOBSEN, S., NIEWOLD, T.A., HALLING-THOMSEN, M.(2006b):** Serum amyloid A isoforms in serum and synovial fluid in horses with lipopolysaccharide-induced arthritis.
Vet Immunopathol;110(3-4): p:325-30

59) **JACOBSEN, S., THOMSEN, M.H., NANNI, S.(2006c):** Concentrations of serum amyloid A in serum and synovial fluid from healthy horses and horses with joint disease Am J Vet Res;67;p:1738-1742

60) **JACOBSEN, S., JENSEN ,J.C., FREI, S., JENSEN, A.L., AND THOEFNER, M.B. (2005a):** Use of serum aymloid A and other acute phase reactants to monitor the inflammatory response after castration in horses.
Equine Veterinary Journal Equine vet. J;37 (6) p:552-556

61) **JACOBSEN S., NIEWOLD, T.A., KORNALIJNSLIJPER, E., TOUSSAINT. M.J.M., GRUYS, E.(2005b):** Kinetics of local and systemic isoforms of serum amyloid A in bovine mastitic milk
Veterinary Immunology and Immunopathology;104;p:21-31

62) **JAIN, S., TITTAL P., ROHILLA N., SUD A., YADAV C.S. KANOJIA RK., KAPOOR SK., RASTOGI S., (2009):** Acute septic arthritis revisited: a prospective study in 93 patients correlating C-reactive protein levels with duration of intravenous antibiotic therapy, clinical and radiological outcomes Eur J Othop Surg traumatol;19;p:447-445

63) **JESCH, NK., VIETEN, G., TSCHERNIG, T., SCHRODEL, W., URE, B.M. (2005):** Minilaparotomy and full laparotomy, but not laparoscopy, alterhepatic macrophage populations in a rat model.
Surg Endosc: 19: 804–810

64) **JENSEN, L.E AND WHITEHE,A.S .(1998)**: Regulation of serum amyloid A protein expression during the acute-phase response.
Biochem J;334;p: 489-503

65) **KIRKER-HEAD, C.A., CHANDA, V.K., AGARWAL, R.K., MORRIS, E.A., TIDWELL, A., O´CALLAGHAN, W., RAND, W.,KUMAR, M.S.A. (2000)**: Concentrations of substance P and prostaglandin E2 in synovial fluid of normal and abnormal joints of horses
AJVR;Vol 61(6) p: (714-718).

66) **KNAPP, A.(2003)**: Konzentration des C-reaktiven Proteins (CRP) im Blut Serum von Hunden mit Wundheilungsstörungen.
Veterinärmedizinische Fakultät der Universität Leipzig . Diss. 2003

67) **KOGA,T., TORIGOSHI, T., MOTOKAWA, S., MIYASHITA, T., MAEDA, Y., NAKAMURA, A., AIBA, Y., UEMURA, T., YATSUHASHI ,H., ISHIBASHI, H., EGUCHI, K., MIGITA, K.(2008)**: Serum amyloid A-induced IL-6 production by rheumatid synoviocytes.
FEBS ; Letters 582;p: 579-585

68) **KRAFT W.& DÜRR U. (1995): Referenzbereiche**
Klinische Labordiagnostik in der Tiermedizin. 3.Auflage (Schattauer-Stuttgart/New York) p: 287-308

69) **KRÜGER, M., SCHRÖDL, W., LINDDER, A., KUNZE, R.(1995)** : C-reaktives Protein (CRP)- ein Akute-Phase-Protein mit labormedizinischer Bedeutung in der Veterinärmedizin-
Tierarztl Prax.;23;p:236-40

70) **LA POINTE, J.M., LAVERTY, H., LAVOIE, J.P., (1992)**: Septic arthritis in 15 Standardbred racehorses after intra-articular injection.
Equine Veterinary Journal; 24(6); p: 430-434

71) **LARSON, M.A., WEI, S.H., WEBER, A., MACK, D.R., MCDONALD, T.L., (2003)**: Human serum amyloid A A3 peptide enhances intestinal MUC3 expression and inhibits EPEC adherence.

Biochem. Biophs. Res. Commun; 300; p: 531-540

72) **LATIMER, K.S& RAKICH, P.M. (2002)**: Peripheral Blood Smears.

In Book:Diagnostic Cytology and Hematology of the Horse.Editors: Rick L. Cowell und Ronald D. Tyler . 2. Auflage-Mosby; p: 200-216

73) **LEE, W.C., HSIAO, H.C., WU, Y.L., LIN, J.H., LEE, Y.P., FUNG, H.P, CHEN, H.H, CHEN, Y.H., CHU, R.M. (2003)**: Serum C-reactive. protein in dairy herds.

Can J Vet Res; 67: p: 102-107

74) **LENZ, D.(2000)**: Entwicklung eines Nachweis System zur quantitativen Bestimmung von C-reaktiven Protein (CRP) in Körperflüssigkeiten gesunder sowie kranker Pferde. Die Veterinärmedizinische Fakultät der Universität Leipzig.Diss.

75) **LINDEGAARD, C., GLEERUP, K.B., THOMSEN, M.H., MARTINUSSEN, T., AND JACOBSEN. S., ANDERSEN, P.H. (2010)**:Anti-inflammatory effects of intra-articular administration of morphine in horses with experimentallly induced synovitis.

AJVR; 71 (1); p: 69-75

76) **LITTLE, C.B. (1995)** : Development Musculoskeletal Disease

In: The Horse (Diseases&Clinical Management) Editors:Kobluk,Ames,Geor Vol.2 W.B. Sounders Company-Philadelphia; p: 707-735

77) **LUGO, J., GAUGHAN, E.M.(2006)**:Septic Arthritis , Tenosynovitis, and Infections of Hoof Structures:

Vet Clin Equine: 22;p: 363-388

78) **MAHAFFEY, E.A.(2002)**: Synovial Fluid.
In Book: Diagnostic Cytology and Hematology of the Horse Editors:Rick L.Cowell, Ronald D.Tayler, Mosby; p:163-170

79) **MALLE, E& DE BEER ,FC.(1996):** Human serum amyloid A (SAA) protein: a prominent acute-phase reactant for clinical practice:
European Journal of Clinical Investigation;26; p: 427-435

80) **MALLE,E., BOLLMANN, A., STEINMETZ, A., GEMSA, D., LEIS, H., SATTLER, W.(1997)**: Serum amyloid A (SAA) protein enhances formation of cyclooxygenase metabolites of activated human monocytes.
FEBS Letters; 419; p: 215-219

81) **MARHAUG, G., HACKETT, B., DOWTON, SB.(1997)**: Serum Amyloid A expression in rabbit, mink and mouse.
Clin. Exp. Immunol. ; 107; p: 425-434

82) **MCDONALD, T.L., LARSON, M.A., MACK, D.R., WEBER, A.(2001)**: Elevated extrahepatic expression and secretion of mammary-associated serum amyloid A 3 (M-SAA3) into clostrum.
Vet. Immunol. Immunopathol.;83;p:203-211

83) **MCILWRAITH, C.W.(1989):** Erkrankungen der Gelenke, Sehnen, Bänder sowie ihrer Hilfseinrichtungen
in Buch: Adams´ Lahmheit bei Pferden 4.Auflage Verlag M.&H. Schaper ,Hannover, p: 339-447

84) **MCILWRAITH & TROTTER (1996)**: General pathobiology of the joint and response to injury.
In Book: Joint disease in the Horse Philadelphia: WB Saunders; p: 40-70

85) **MCILWRAITH & TROTTER (1996a)**: Clinical features and diagnosis of equine joint disease.
In Book: Joint disease in the horse Editors, CW McIlwraith, Trotter GW, Philadelphia: WB Saunders; . P: 120-45

86) **MCILWRAITH, C.W., BILLINGHURST, R., FRISBIE, D.(2001)**:
Current and future diagnostic means to better characterize osteoarthritis in the horse-routine synovial fluid analysis and synovial fluid and serum markers.
In: Proceedings of the 47th Annual Conference of the American Association of Equine Practitioners. Lexington (KY): American Association of Equine Practioners . p. 171-9

87) **MCILWRAITH, CW., (2005)**: Use of synovial fluid and serum biomarkers in equine bone and joint disease: a review. Equine Vet J;37(5):p: 473-482

88) **MEIJER, M., VAN WEEREN, P., RIJKENHUIZEN, A., (2000)**:Clinical experiences of treating septic arthritis in the equine by repeated joint lavage : a series of 39 cases J Am Vet med Assoc ;47;351-65

89) **METTE, C., DOOLEWEERDT, BC., STINE, J., MIKI, BA., ROENN, PM., HENRIK ,L-J.(2010)**; Evaluation of the systemic acute phase response and endometrial gene expression of serum amyloid A and pro- and anti-inflammatory cytokines in mares with experimentally induced endometritis.
Veterinary Immunology and Immunopathology; 138; p:95-105

90) **MILLER M.S., MORITZ A.,RÖCKEN M., LITZKE LF. 2007**:
Bestimmung von Serum-Amyloid A, Haptoglobulin und Fibrinogen als Entzündungsparameter nach Kastration von Hengsten.
Tierärztl Prax 2007; 35(G): p:69-74

91) **MOBASHERI, A., HENROTIN, Y.(2010)**: Identification, validation, and qualification of biomarkers for osteoarthritis in humans and companion animals: Mission for the next decade.
The Veterinary Journal;185;p: 95-97

92) **MOLD, C,. GEWURZ, H., DU CLOS, TW.(1999)**: Regulation of complement activation by C-reactive protein.
Immunopharmocology,May,42(1-3) 23-30

93) **MOLD,C., GRESHAM, HD.,DU CLOS, TW .(2001)**:Serum Amyloid P Component and C-Reactive Protein Mediate Phagocytosis Through Murine FcgRs1:
The Journal of Immunology;166: p:1200–1205

94) **MOLD,C., RODRIGUEZ, W., RODIC-POLIC, B., AND DU CLOS ,TW.(2002)**: C - reactive protein Mediates Protection from Lipopolysaccharide through Interactions with Fc_R1:
The Journal of Immunology;169:p:7019–702

95) **MOLD, C., BACA, R., DU CLOS, TW.(2002a)**: Serum Amyloid P Component and C-reactive protein Opsonize Apopototic Cells for Phagocytosis through Fcγ Receptors Journal of Autoimmunity; 19; p:147-154

96) **MOLD, C., AND DU CLOS, TW., (2006)**; C-reactive Protein Increase Cytokine responses to Streptococcus pneumoniae through Interactions with Fc γ Receptors:

The Journal of Immunology 176: p: 7598-7604

97) **MORTON, A.J.(2005):** Diagnosis and Treatment of septic Arthritis: Vet Clin Equine ;(21); p:627-649

98) **MURATA, H., SIHAMADA, N., YOSHIOKA, M.(2004):** Current research on acute phase proteins in veterinary diagnosis: an overview. The Veterinary Journal,168, p:28-40

99) **NAKAYAMA, T., SONODA, S., URANO, T., YAMADA, T., OKADA, M.(1993):** Monitoring Both Serum Aymloid Protein A and C-reactive Protein as Inflammatory Markers in Infectious Disease
Clin. Chem.; 39/2;p: 293-297

100) **NEIL, K.M., CARON, J.P., ORTH, M.W. (2005):** The role of glucosamine and chondroitin sulphate in treatment for and prevention of osteoarthritis in animals. JAVMA, Vol 226, No. 7, April 1, p: 1079-1088

101) **NUNOKAWA, Y., FUJINAGA, T., TAIRA, T., OKUMARA, M., YAMASHITA, K., TSUNODA, N., HAGIO, M.(1993):** Evaluation of Serum Amyloid A Protein as an Acute-Phase Reactive Protein in Horses J. Vet .Med. Sci; 55(6): 1011-1016,

102) **O´HARA, R., MURPHY, E.P., WHITEHEAD, A.S., FITZGERALD, O., BRESNIHAN, B., (2000):** Acute –phase serum amyloid A production by rheumatoid arthritis synovial tissue.
Arthritis Res; 2; p:142-144

103) **O´HARA, R., MURPHY, EP., WHITEHEAD, AS., FITZGERALD ,O., AND BRESNIHAN, B.(2004):** Local Expression of the Serum Aymloid A and Formyl Peptide Receptor-Like 1 Genes in Synovial Tissue Is Associated With Matrix Metalloproteinase Production in Patients With Inflammatory Arthritis. Arthritis&Rheumatism; 50(6);p:1788-1799

104) **OKINO, A.M., BÜRGER, C., CARDOSO, J., LAVADO, E.L., LOTUFO, P.A., CAMPA, A. (2006)**: The Acute-Phase Proteins in Transudates and Exudates.

Hindawi Publishing Corporation; Mediators of Inflammation; Volume , Article ID 47297; p: 1-6

105) **PALTRINIERI, S., GIARDANO, A., VILLANI, M., MANFRIN, M., PANZANI, S., VERONESI, M.C., (2008)**: Influence of age and foaling on plasma protein electrophoresis and serum amyloid A and their possible role as markers of equine neonatal septicaemia.

The Veterinary Journal; 176; p: 393-396

106) **PEPYS, MB., BALTZ, ML., TENNENT, GA.(1989)**: Serum Amyloid A protein (SAA) in horses: Objective measurements of the acute phase response.

Equine vet journal, 21: p: 106-109

107) **PEPYS MB., BALTZ, ML.(1983)**: Acute phase proteins with special reference to C-reactive protein and related proteins (pentraxins) and serum amyloid A protein

Adv Immunol.; 34: p: 141-212

108) **PETERSEN, H.H., NIELSEN, J.P., HEEGAARD, P.M.H., (2004)**: Application of acute phase protein measurements in veterinary clinical Chemistry.

Vet. Res; 35; p; 163-187

109) **POLLOCK, P.J., PRENDERGAST, M., SCHUMACHER, J., (2005)**: Effects of surgery on the acute phase response in clinically normal and diseased horses.

Vet Rec; 156;p: 538-42

110) **PUE, C.A., MORTENSEN, R.F., MARSH, C.B., POPE, H.A., WEWERS, M.D. (1996):**.Acute phase levels of C-reactive protein enhance IL-1_ and IL-1ra production by human blood monocytes but inhibit IL-1_ and IL-1ra production by alveolar macrophages.
J.Immun.156: p; 1594–1600

111) **RIBERA, T., MONREAL, L., ARMENGOU, L., RIOS, J., AND PRADES, M. (2011):** Synovial Fluid D-Dimer Concentration in Foals with Septic joint Disease.
J vet Intern Med;25:p:1113-1117

112) **RIGGS, C.M, (2006):** Osteochondral injury and joint disease in the athletic horse.
Equine Veterinary Education 18 (2) p:100-112

113) **RODRIGUEZ, W., MOLD, C., KATARANOVSKI, M., HUTT, J., MARNELL, L.L., DU CLOS, T.W., (2005)** Reversal of Ongoing Proteinuria in Autoimmune Mice by Treatment With C-Reactive Protein .
Arthritis&Rheumatism; 52(2) p: 642–650

114) **RODRIGUEZ, W., MOLD, C., LORRAINE, L., MARNELL, L.L., HUTT, J , SILVERMAN, G.J, TRAN, D., DU CLOS, T.W.(2006)** : Prevention and Reversal of Nephritis in MRL/*lpr* Mice With a Single Injection of C-Reactive Protein.
Arthritis&Rheumatism: 54(1); p: 325–335

115) **RODRIGUEZ, W., MOLD, C., KATARANOVSKI, M., HUTT, J.A., MARNELL, L,L., VERBEEK, J.S., DU CLOS, T.W.(2007):** C-Reactive Protein-Mediated Suppression of Nephrotoxic Nephritis: Role of Macrophages, Complement and Fcγ Receptors.
J Immunol: 178: p:530-538

116) **ROOZENDALL, R und CARROL, M.C, (2006)**: Emerging Patterns in Complement-Mediated Pathogen Recognition.

Cell; 125 (7): p:29-32

117) **ROSSDALE, P.D., HOPES, R., WINGFIELD-DIGBY, N., OFFORD, K., (1985)**: Epidemiological study of wastage among racehorses 1982 and 1983.

Vet Rec.116: p: 66-69

118) **SATOH, M., FUJINAGA, T., OKUMURA, M., HAGIO, M., (1995)**: Sandwich enzyme-linked immunosorbent assay for quantitative measurement of serum amyloid A protein in horses.

Am J Vet Res; 56(10); p: 1286-1291

119) **SCHNEIDER, R.K., BRAMLAGE, L.R., MECKLENBURG, LM., MOORE, R.M. AND GABEL, A.A (1992a):** Open drainage, intra-articular and systemic antibiotics in the treatment of septic arthritis/ tenosynovitis in horses.

Equine Veterinary Journal; 2(6);p: 443-449

120) **SCHNEIDER, R.K., BRAMLAGE, L.R., MOORE, R.M., MECKLENBURG, L.M., KOHN, C.W., GABEL, A.A. 1992(b):** A retrospective study of 192 horses affected with septic arthritis /tenosynovitis.

Equine Veterinary Journal;24 (6); p: 436-442

121) **SCHNEYER ,N.(2007)**: Untersuchungen zum C-reactiven Protein bei Zootieren unter besonderer Berücksichtigung von Vertretern der Primaten und Feliden.

Die Veterinärmedizinische Fakultät der Universität Leipzig. Diss.

122) **SCHWENDENWEIN, ILSE.(1995):** Anhang: Referenzwerte

In: Selektive Labordiagnostik nichtinfektiöser Erkrankungen. Gustav Fischer Verlag Jena p:174-176

123) **SELLAM, J. AND BERENBAUM, F.,(2010)**: The role of synovitis in pathophysiology and clinical symptoms of osteoarthritis.

Nat. Rev. Rheumatol; 6; p: 625–635

124) **SINGH, S.K., MADATHILPARAMBIL, V., SURESH, M.V., PRAYTER, D.C., MOORMAN, J.P., ANTONIO, E., RUSINOL, A.E., AGRAWAL, A., (2008a)**: Phosphoethanolamine-complexed C-reactive protein: A pharmacolog,ical-like macromolecule that binds to native low-density lipoprotein in human serum.

Clin Chim Acta: 394(1-2): 94-98

125) **SINGH, S.K., SURESH, M.V., PRAYTHER, D.C., MOORMAN, J.P., RUSINOL, A.E., AGRAWAL, A., (2008b)**: C-reactive protein-Bound Enzymatically Modified Low-Density lipoprotein Does Not Transform macrophages into Foam cells.

J.Immunol:180 (86):p: 4316-4322

126) **SIPE, J.D., (1995)**: Acute-Phase Proteins in Osteoarthritis.

Seminars in Arthritis and Rheumatism; 25(2); p: 75-86

127) **SLETTEN, K., HUSEBEKK A., HUSBY, G. (1989)**: The primary Structure of Equine Serum Amyloid A (SAA) Protein. Scan. J. Immunol; 30; p: 117-122

128) **STEEL, C.M. (2008)**: Equine Synovial Fluid Analysis.

Vet Clin Equine;24;p: 437-454

129) **STEIN, M.P., MOLD, C., DU CLOS, T.W., (2000)**: C-reactive Protein binding to Murine Leukocytes Requires Fc(gamma) Receptors.

J.Immunol:164: p: 1514-1520

130) **STONEHAM, S.J., PALMER, L., CASH, R., ROSSDALE, P.D., (2001):** Measurement of serum amyloid A in the neonatal foal using a latex agglutination immunoturbidimetric assay: determination of the normal range, variation with age and response to disease.
Equine Veterinary Journal; 33(6); p:599-603

131) **STUMPF, G., ENGLISCH, M., LINDNER, A., KRÜGER. M., (2008):** Bestimmungen von CRP und Neopterin sowie antiendotoxischer Antikörper bei Pferden mit Fieber. Tierärztl Prax; 36 (G); p:110-118

132) **SURESH, M.V., SINGH, S.K., FERGUSON, JR., DONALD, A., AGRAWAL, A.L., (2006):** Role of the Propety of C-Reactive Protein to Activate the Classical Pathway of Complement I Protecting Mice from Pneumococcal Infection.
J. Immunol; 176; p:4369-4374

133) **SURESH, MV., SINGH, SK., FERGUSON, D.A. JR., AGRAWAL, A., (2007):** Human C-reactive Protects Mice from Streptococcus pneumoniae Infection without Binding to Pneumococcal C-Polysaccharide.
J Immunol; 178; p; 1158-116

134) **SUTTON, S., CLUTTERBUCK, A., HARRIS, P., GENT, T., FREEMAN, S.,FOSTER, N., BARRETT-JOLLEY, R., MOBESHARI, A., (2009):** The contribution of the synovium, synovial derived inflammatory cytokines and neuropeptides to the pathogenesis of osteoarthritis.
The Veterinary Journal; 179; p: 10-24

135) **SZALAI, A.J., VAN GINKEL, F.W., WANG, Y., MCGHEE, J.R., VOLANAKIS, J.E., (2000):** Complement-Dependent Acute –Phase Expression of C-Reactive Protein and Serum Amyloid P-Component.

The Journal of Immunology; 165; p: 1030-1035.

136) **TAKIGUCHI, M., FUJINAGA, T., NAIKI, M., MIZUNO, S., OTOMO, K.,(1990)::** Isolation, characterization and quantitative analysis of C-reactive protein from horses.

Am J Vet Res,51(8); p:1215-1220

137) **TAYLOR, K.E., VAN DEN BERG, C.W. (2006):** Structural and functional comparison of native pentameric, denatured monomeric and bioinylated C-reactive protein.

Immunolgy; 120 p: 404-411

138) **THOMAS-RUDOLPH, D., DU CLOS, T.W., SNAPPER, M.C., MOLD, C.(2007):** C-Reactive Protein Enhances Immunity to Streptoccus pneumoniae by Targeting Uptake to FcγR on Dendritic Cells.

J Immunol; 178; p:7283-7291

139) **TILG, H., DINARELLO, C.A., MIER, J.W.(1997):** IL-6 and APPs: anti-inflammatory and immunsuppressive mediators.

Immunology Today; 18(9) p: 428-432

140) **TODHUNTER, R.J., LUST, G.(1990):** Pathophysiology of synovitis: Clinical signs and examination in horses.

Compend Cont Educ Pract;Vet ;12;p:980-992

141) **TREMAINE, H. (2000):** Infection of equine joints and tendon sheaths.

In Practice, May 2000; p: 262-274

142) **UDVARNOKI,K., CERVENAK, L., URAY, K., HUDECZ, F., KACSKOVICS, I., SPALLEK, R., SINGH, M, FUST, G., PROHSZKA, Z., (2007):** Antibodies against C-reactive protein cross-react with 60-kilodalton heat schock proteins.

Clin Vaccine Immun; 14: p: 335-341.

143) **UHLAR CM AND WHITEHEAD A.S.(1999)**: Serum amyloid A, the major vertebrate acute-phase reactant. Eur. J. Biochem; 265; p: 501-523

144) **UPRAGARIN N., LANDMAN, W.J., GAASTRA, W., GRUYS, E.(2005)**: Extrahepatic production of acute phase serum amyloid A. Histology and Histopathology 20 (4): p:1295-1307

145) **URIELI-SHOVAL, S., FINCI-YEHESKEL, Z., DISHON, S., GALINSKY, D., LINKE, RP., ARIEL, I., LEVIN, M., BEN-SACHER I., PRUS, D., (2010)**: Expression of serum amyloid A in human ovarian epithelial tumors: Implication for a role in ovarian tumorgenesis. Journal of Histochemistry and Cytochemistry; 58(11); p: 1015-1023

146) **VALLON, R., FREULER, F., DESTA-TSEDU, N., ROBEVA, A., DAWSON, J., WENNER, P., ENGELHARDT, P., BOES, L., SCHNYDER, J., TSCHOPP, C., URFER, R., BAUMANN, G., (2001)**: Serum amyloid A (apoSAA) expression is up-regulated in rheumatoid arthritis and induces transcription of matrix metalloproteinases. J. Immunol;166;p:2801-2807

147) **VANDENPLAS, M.L., MOORE, J.N., BARTON, M.H., ROUSSEL, A.J., COHEN, N.D.(2005)**: Concentrations of serum amyloid A and lipopolysaccharide-binding protein in horses with colic. AJVR;66 (9);p:1509-1516

148) **VAN den WEEREN, P.R., (2006)**: Etiology, Diagnosis and Treatment of OCD. Clin Tech Equine Pract; 5; p: 248-258

149) **VOLANAKIS, J.E. (2001)**: Human C-reactive protein: expression, structure, and function. Mol. Immunol; 38; p: 189–197.

150) **VIJARNSORN, M., RILEY, CB., RYAN,D.A.J., ROSE, P.L., SHAW, R.A.(2007)**: Identification of infrared absorption spectral characteristics of synovial fluid of horses with osteochondrosis of the tarsocrural joint.

Am J Vet Res; 68; p:517–523

151) **WAKIMOTO, Y. (1996)**: Slide reversed passive latex agglutination test. A simple, rapid and practical method for equine serum amyloid A (SAA) protein determination. Japanese Journal of Veterinary Research;44(1);p:43

152) **WAUTERS, J., MARTENS, A., PILLE, F., DUMOULIN, M., GASTHUYS, F., STANISLAS, S.Y.S., MEYER, E. (2010)**: Viability and cell death of synovial fluid neutrophils as diagnostic biomarkers in equine infectious joint disease.

A pilot study Res. Vet. Sci:doi:10.1016/j.rvsc.2010.10.007

153) **WILSON, D.A. UND KEEGAN, K.G.(1995)**: Pathophysiology and Diagnosis of Musculoskeletal Disease.

In: The Horse (Diseases& Clinical Management) Editors: Kobluk&Ames&Geor W.B Saunders Company –Philadelphia,p: 607-658

154) **WRIGHT, I., SMITH, M., HUMPHERY, D., (2003)**: Endoscopic surgery in the treatment of contaminated and infected synovial cavities.

Equine Vet J;35;p: 613-9

155) **WYLLIE, D.H., BOWLER, I.C.J.W., PETO T.E.A. (2005)**: Bacteraemia prediction in emergency medical admissions: role of C-reactive protein,

J. Clin pathol;58;p:352-356

156) **YAMASHITA, K., FUJINAGA, T., OKUMURA, M., TAKIGUCHI, M., TUNODA, N., MIZUNO, S. (1991)**: Serum C - reactive protein

(CRP) in Horses: The effect of Aging, Sex, Delivery and Inflammations on its Concentration.

J. Vet. Med. Sci; 53(6); p: 1019-1024

157) **YASOJIMA, K., SCHWAB, C., MCGEER, E.G., AND MCGEER, P,L. (2001)**: Generation of C-reactive Protein and Complement Components in Atherosclerotic Plaques.

American Journal of Pathology, 158 (3); p: 1039-1051

158) **YTREUS, B, CARLSON C.S., EKMAN, S. (2007)**: Etiology and Pathogenesis of Osteochondrosis, Vet Pathol; 44 p:429-448

9. ANHANG

9.1 . CRP-REFERENZWERTE

Tab.24. CRP-Serumkonzentrationen (MW±SD) bei adulten Pferden mit verschiedenen Krankheiten. Angaben in µg/ml

	Takiguchi, M. et al., (1990)	Yamashita, K. et al.,(1991)	Lenz, D 2000	Stumpf, G. et al., 2008	Grosche A et al., 2006
METHODE	Single Radial Immunodiffusion	Single Radial Immunodiffusion	Kompetitiver ELISA	Immmunturbidimetrische ELISA	Kompetitiver ELISA
Referenzwert(MW±SD)	7,4±2 µg/ml	1-8 µg/ml	7,2 µg/ml	5-10µg/ml	10,7±2,4 µg/ml
Krankheit	(MW±SD)	(MW±SD)	(MW±SD)	(MW±SD)	(MW±SD)
Pneumonie	19±9 µg/ml	32,6±15,8 µg/ml			
Enteritis	16±6 µg/ml	9,9±2,3 µg/ml			
Arthritis	11,5±3 µg/ml				
Shipping fever		18,3±9.2 µg/ml			
Cellulitis		19,8±11.9 µg/ml			
Kolik		6,7±1,0 µg/ml			
Obstipatio Caeci			15,7 µg/ml		
Colitis			26,8 µg/ml		

Meteorismus			23 µg/ml		
Krampfkolik			18,4 µg/ml		
Obstipatio ilei			20,6 µg/ml		
Operationen			31,4±18,2 µg/ml		
COPD			21 µg/ml		
Bronchitis			32,6 µg/ml		
Obstipation Colon			23,5 µg/ml		
Fieber				8,08±6,70µg/ml	
Dislocatio Coli					21,2±17,8µg/ml
Strangulation					17,1±10,3µg/ml

9.2. SAA-REFERENZ WERTE

Es gibt verschiedene Angaben bezüglich der SAA Konzentrationen bei klinisch gesunden Pferden. Die Konzentrationen werden von den verschiedenen Autoren in unterschiedlichen Einheiten angegeben.

Tab:25: SAA-Konzentrationen bei gesunden Pferden

AUTOR	TESTSYSTEM	REFERENZWERT
Hillström A et al.,2010	EVA1(in –clinic SAA assay) Immunoturbidimetrisch Assay	<25 mg/L
Cywinska A et al., 2010	Sandwich ELISA(Tridelta-Serum Amyloid A –Assay)	<20mg/L
Busk P et al., 2010	Human serum amyloidA turbidometrisch Immunoassay for determination of Equine SAA	<0,48 mg/L
Lindegaard C et al., 2010	LZ test SAA, Eiken Chemical Co Tokyo,Japan) Human immunoturbidimetrisch Assay	Synovia <4 mg/L Blut <5 mg/L
Jacobsen S et al., 2008	Immunoturbidimetrisch Assay (latex coupled rabbit anti-human SAA antibody)(Equinostic)	<5,3 mg/L
Jacobsen S et al., 2006a	Human SAA turbidometrisch Immunoassay für Nachweis der Equine SAA(Eiken SAA TIA)	0,48-2,3 mg/L

Jacobsen S et al.,2006c	Immunoturbidimetrische assay(LZ test Eiken Chemical Co, Tokyo , Japan)	Serum und Synovia <0,48mg/L
Hulten C et al., 2002a	Noncompetitive enzyme immunoassay	<7mg/L
Hulten C et al.,2002b	Noncompetitive Enzyme Immunoasasy	<7mg/l
Hulten C et al., 1999b	Noncompetative chemiluminescence Enzyme Immunoassay	<7 mg/L
Miller MS et al.,2007	LZ test SAA Eiken Chemical Co. Japan Immunoturbidometric Method	<1,5mg/ml
Vandenplas ML et al., 2005	Latex-Agglutination Immunoassay (Immunoturbidometric Assay)	4,5±11,4µg/ml
Cohen ND et al.,2005	Immunoturbidometric Assay	<50mg/L
Pollock PJ et al.,2005	ELISA(Tridelta Phase series,Sandwich Elisa)	<0,15±0,05µg/ml
Satoh M et al., 1995	Sandwich (ELISA)	<30µg/ml
Nunokawa Y et al., 1993	Single radial immunodiffusion Tecknick	<30 µg/ml
Pepys MB et al., 198	Elektroimmunoassay	Bei gesunden Tieren nicht nachweisbar

9.3. PATIENTENLISTE FÜR PFERDE MIT SEPTISCHEN UND ASEPTISCHEN ARTHRITIS

Tab.26. Patientenliste für Pferde mit septischen Arthritis (Gruppe I)					
No	Namen	Geschlecht	Rasse	Alter/J	Lokalisation
1	Toppa	Wallach	Island	15	Antebrachiocarpales Gel.v.links
2	Noth Star	Stute	Warmblut	4	Intercarpales Gel.v rechts
3	Cortezza	Stute	Warmblut	10	Intercarpales Gel. v. rechts.
4	M.K.Whiz	Stute	Quarter	13	FesselbeugeSehnenscheide v.links
5	Callma	Stute	Lipizzaner	17	Sprung Gel. rechts
6	WindsorIX	Wallach	Warmblut	11	Fessel Gel. rechts vorne
7	Landgraf3	Wallach	Warmblut	16	Krongel.rechts vor.
8	Rainbow	Hengst	Haflingermix	2	Knie (femorotibiales Gel.)recht
9	Sugarman	Hengst	Quarter	4	FesselbeugeSehnenscheide hin.links
10	Mygirl	Stute	Warmblut	11	Sprunggelenk rechts
11	Graf	Hengst	Arabohaflinger	16	Tarsometatarsales Gel.links
12	Gazsi	Hengst	Traber	8	Tarsometatarsales Gel. links
13	Leo	Hengst	Warmblut	4	Sehnenscheide M.ext.dig.lat.vor.rechts
14	Vidalin	Wallach	Warmblut	6	Bursa subcutanea calcanei links
15	Blacky	Wallach	Reitpony	8	Antebrachiocarpales Link
16	Gippsy	Stute	Quarterhorse	2	Fessel Gel. rechts vorne
17	Bolero Lad	Wallach	Warmblut	7	Intercarpal links vorne
18	Fohlen aus Waris	Hengst	Warmblut	2	Bursa bicipitalis links
19	Eliot7	Wallach	Warmblut	10	Sehnenscheide M.ext.carpi rad. V.link
20	Oxifra Arbakka	Wallach	Traber	11	Bursa subtendinia calcanei hin.links

21	Naomi	Stute	Warmblut	8	Sprunggelenk recht
22	Joy of Mo	Stute	Warmblut	5	Antebrachiocarpales Gel.v links.
23	El Khafi	Wallach	Araber	12	Rechtes Kniegelenk
24	LJ Suprise	Wallach	Warmblut	6	Rechtes Femorapatellar Gel.

Tab.27: Patienten Liste für Pferde mit aseptischen Arthritiden (Gruppe2)					
No	Namen	Rasse	Geschlecht	Alter	**Lokalisation**
1	Valentino	Warmblut	Wallach	18	**Hufgelenk vorne links**
2	Dennis	Halbblut	Hengst	11	**Kniegelenk links**
3	Dixy Pega	Traber	Stute	5	**Talokuralgelenk links**
4	Chic Jac Holl.	Quarter	Stute	4	**Talokuralgelenk links**
5	Royal Spirit	Traber	Hengst	4	**Talokuralgelenk links**
6	Outer Limits	Traber	Hengst	3	**Kniegelenk rechts**
7	Royal Robinson	Warmblut	Hengst	4	**Sprunggelenk links**
8	Bandit	Warmblut	Wallach	6	**Fesselgelenk hinten rechts**
9	Merlin	Warmblut	Wallach	16	**Fesselgelenk hinten links**
10	Wanessa	Pinto	Stute	11	**Fesselgelenk hinten links**
11	Gloria Victoria	Traber	Stute	5	**Sprunggelenk rechts**
12	Daiquiry	Warmblut	Stute	6	**Kniegelenk links**
13	Cindy Wanessa	Traber	Stute	5	**Sprunggelenk links**
14	Washington DC	Traber	Hengst	4	**Sprunggelenk rechts**
15	Latoja	Warmblut	Stute	9	**Fesselgelenk hinten rechts**
16	Mabina	Reitpony	Stute	19	**Fesselgelenk hinten links**
17	Chantilly	Warmblut	Stute	6	**Fesselgelenk vorne links**
18	Red Eagle	Westfale	Wallach	20	**Kniegelenk links**
19	Little A.Sun	Quarter	Stute	10	**Fesselgelenk hinten rechts**
20	Mondial	Warmblut	Wallach	9	**Karpus gelenk links**
21	Adriano Blue	Traber	Hengst	9	**Kniegelenk links**
22	Green Pride	Vollblut	Hengst	5	**Fesselgelenk**

23	Nina	Halbblut	Stute	12	**Fesselgelenk**
24	Zan .Pars Pill	Quarter	Stute	20	**Kniegelenk link**
25	Doriall	Warmblut	Wallach	10	**Hufgelenk vorne links**
26	Prinz	Haflinger	Wallach	10	**Fesselgelenk hin.rechts**
27	DiAmor	Warmblut	Wallach	11	**Sprungggelenk hin.link**
28	AtOnce	Warmblut	Wallach	16	**Fesselgelenk vorne rechts**
29	**Chili**	**Warmblut**	**Stute**	**16**	**Intercarpal gelenk links**

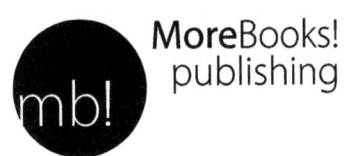
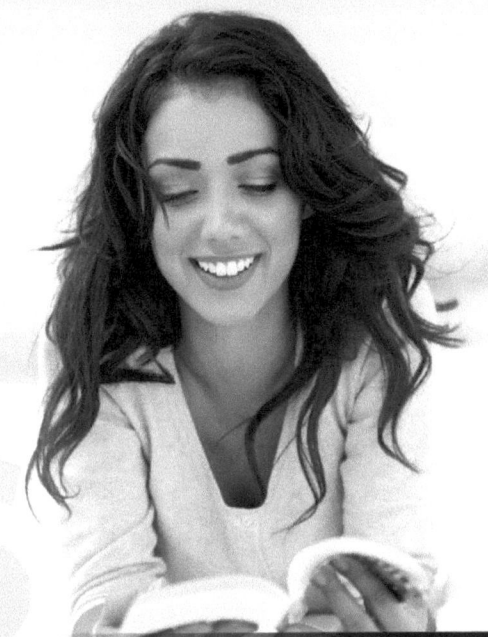

i want morebooks!

Buy your books fast and straightforward online - at one of world's fastest growing online book stores! Environmentally sound due to Print-on-Demand technologies.

Buy your books online at
www.get-morebooks.com

Kaufen Sie Ihre Bücher schnell und unkompliziert online – auf einer der am schnellsten wachsenden Buchhandelsplattformen weltweit! Dank Print-On-Demand umwelt- und ressourcenschonend produziert.

Bücher schneller online kaufen
www.morebooks.de

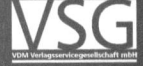

VDM Verlagsservicegesellschaft mbH
Heinrich-Böcking-Str. 6-8   Telefon: +49 681 3720 174   info@vdm-vsg.de
D - 66121 Saarbrücken   Telefax: +49 681 3720 1749   www.vdm-vsg.de

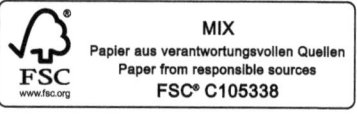

Printed by Books on Demand GmbH, Norderstedt / Germany